居家康复指导丛书

压疮居家康复指导

丛书主编　燕铁斌

主　　编　胡爱玲

副 主 编　王颖敏　黄　蕾

电子工业出版社

Publishing House of Electronics Industry

北京·BEIJING

图书在版编目（CIP）数据

压疮居家康复指导 / 胡爱玲主编 . —北京：电子工业出版社，2019.12
（居家康复指导丛书）

ISBN 978-7-121-38089-1

Ⅰ . ①压… Ⅱ . ①胡… Ⅲ . ①褥疮 – 康复 Ⅳ . ① R632.109

中国版本图书馆 CIP 数据核字 (2019) 第 251848 号

责任编辑：崔宝莹
印　　刷：中国电影出版社印刷厂
装　　订：中国电影出版社印刷厂
出版发行：电子工业出版社
　　　　　北京市海淀区万寿路 173 信箱　　邮编：100036
开　　本：720×1000　　1/16　　印张：7　　字数：114 千字
版　　次：2019 年 12 月第 1 版
印　　次：2019 年 12 月第 1 次印刷
定　　价：58.00 元

凡所购买电子工业出版社图书有缺损问题，请向购买书店调换。若书店售缺，请与本社发行部联系，联系及邮购电话：（010）88254888，88258888。

质量投诉请发邮件至 zlts@phei.com.cn，盗版侵权举报请发邮件到 dbqq@phei.com.cn。

本书咨询联系方式：QQ 250115680。

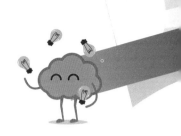

居家康复指导丛书

《压疮居家康复指导》编委会名单

主　编　胡爱玲

副主编　王颖敏　黄　蕾

编　委　（按姓氏笔画排序）

王颖敏（中山大学孙逸仙纪念医院）

冯尘尘（四川大学华西医院）

刘　媛（中山大学附属第三医院）

余　茜（四川省医学科学院／四川省人民医院）

邹　蜜（四川省医学科学院／四川省人民医院）

周　青（中山大学附属第三医院）

胡爱玲（中山大学附属第三医院）

黄　蕾（中山大学附属第三医院）

绘　图　柳　维

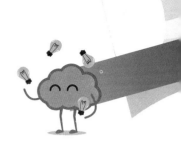

总　序

　　现代康复医学起源于 20 世纪 40—50 年代，那时的世界正处于动荡期，战争及其随后爆发的各类疾病给人类带来了巨大的伤害！即使医务人员全力救治，也只能留住患者的生命，大量生存者遗留了各种身心方面的功能障碍，严重影响了病、伤、残者的生活自理及其正常回归家庭和社会。因此，医疗先驱们在救治病伤员的同时，开始关注救治对象的功能恢复和改善，并积极尝试采用不同的治疗方法，以期最大限度地帮助患者正常回归家庭和社会。为此，催生了一门新的临床医学学科——康复医学（rehabilitation medicine）。

　　进入 21 世纪以来，随着全球经济的发展，国际康复医学进入了发展的"快车道"，与临床各学科相互渗透、融合，涉及几乎所有疾病的全过程，从发病早期就介入的重症康复，到疾病恢复期的社区康复和居家康复，以及生命终结期的康复（国内称之为"临终关怀"），可谓是全生命周期的覆盖了。

　　对比国内，中医康复的理念历史悠久。早在 2000 多年前的《黄帝内经》中就提出了今天神经康复领域中推崇的"阴阳平衡"理念；而《吕氏春秋》中提到的"流水不腐，户枢不蠹"的动静结合观点，更是对今天"生命在于运动"的完美诠释。但从理念和体系上与西方医学模式比较一致的现代康复，则起源于 20 世纪 80 年代中期。其里程碑标志是当时的卫生部要求在全国高等医学院校的临床医学专业中开设康复医学课程，普及现代康复医学知识。彼时，各类《康复医学》教材及书籍成为了普及现代康复医学的最好载体。

　　进入 21 世纪后，特别是"十三五"以来，随着国内经济的发展、全民医疗的实现，以及慢性病、老年人口的增加，康复对象不断增多，康复市场不断拓展。而党和各级政府对康复的重视，进一步推动了国内康复的全面提速发展。此外，分级诊疗模式下的医院－社区－居家康复一体化的出现，使得康复理念已经开始从医院延伸到社区、家庭。患者及其家属越来越不满足传统的院内康复，渴望能了解康复、参与康复。因此，迫切需要一些能指导病、伤、残后康复的专业知识科普化的书籍。

为了适应当前急需了解康复知识的市场需求，在电子工业出版社有限公司的大力支持下，我们组织了国内一批从事临床康复的专家，编写了这套《居家康复指导丛书》。本套丛书的编写宗旨一是普及康复理念，让患者及其家属能比较容易地找到适合自己病情的康复方法；二是介绍一些常用的可以在社区及家庭开展的适宜康复技术，方便患者及其家属在社区和家庭开展自我康复。

本套丛书在内容编排上力求文字简洁，通俗易懂。为了方便家庭使用，每本书还尽可能配了一些简单易学的图；同时，采取的是一本书针对一种（类）疾病的居家康复，希望每一本书都能成为一个独立的家庭康复医生。

将专业人员容易理解的枯涩的专业知识转化为普通群众（病患者及其家属）易于理解，且在家中可以为其提供指导的科普康复书籍，并非容易之举！远较编写学术专著更难。本套丛书从选题到定稿历时 2 年，后续还将根据临床需要推出新的分册。丛书的读者对象主要为病、伤、残者及其家属，同时也可以作为社区医务人员了解康复的入门读物。

虽然各分册主编及全体参编专家竭尽所能用通俗易懂的语言来介绍专业知识及技术，但仍恐遗留不足，尚祈读者阅读时不吝赐教，以便再版时修订。

最后，感谢参加本套丛书编写的全体专家及工作人员为本套丛书的顺利出版所付出的辛勤劳动。

谨以此为序！

中山大学孙逸仙纪念医院

2019 年 5 月

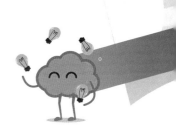

前　言

　　压疮，俗称褥疮，是居家患者最常见的并发症之一。由于居家患者的主要照护者缺乏压疮的预防知识，导致目前我国居家患者的压疮发生率居高不下。此外，患者在家期间一旦发生压疮，常常得不到有效的伤口护理，压疮会愈加严重，给患者带来极大的痛苦和感染风险，严重降低了患者和家属的生活质量。然而，国内针对居家患者压疮护理方面的书籍屈指可数。鉴于以上原因，我们组织全国知名护理专家、资深伤口和造口治疗师，广泛收集国内外相关资料，结合丰富的临床护理经验，运用浅显易懂的语言编写了这本《压疮居家康复指导》，希望能为居家患者及其照护者提供有力的科学指导。

　　本书共分为六章。第一章用较大篇幅对压疮的基础知识进行了诠释，使读者能够全面快速了解压疮。第二章，编委们总结了一套压疮"居家预防五步曲"，图文结合教会患者和其家属预防压疮的方法。由于居家患者中以脊髓损伤患者为主，第三章重点指导此类患者如何进行压疮预防与护理。第四章和第五章对压疮的识别及伤口护理方法进行了详细讲解。最后一章对压疮的社区与居家护理做了简要总结。

　　编写初期主编即组织了专家成立撰写小组，编委们本着实用性与可读性相结合的原则进行编写，内容均经过反复确认；同时编委们通过查阅大量的国内外文献，将最新的压疮知识与临床经验进行有机整合，使理论与实践结合得更加紧密，实用性和可读性更强。初稿形成后，编委们和编辑还经过数次修改、反复确认，最终形成了这本《压疮居家康复指导》。

由于编委水平有限，加之时间仓促，疏漏之处在所难免，恩请广大读者和护理同行们多提宝贵意见，在此致以真诚的感谢。

胡爱玲

2019 年 9 月

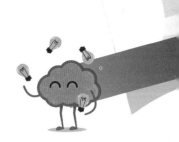

目　录

1 第一章　全面快速了解压疮

第一节　了解皮肤的结构…………………………… 2

一、表皮层…………………………………………… 2

二、真皮层…………………………………………… 3

三、皮下组织………………………………………… 4

第二节　压疮是如何"悄无声息"地形成的………… 4

一、压疮的形成原因………………………………… 4

二、压疮的发病过程………………………………… 8

第三节　压疮最"青睐"哪些高危人群…………… 10

第四节　您知道身体哪些部位容易发生压疮吗…… 12

第五节　解析压疮的危险因素……………………… 14

一、力学因素………………………………………… 14

二、局部潮湿或排泄物刺激………………………… 16

三、营养状况………………………………………… 17

四、年龄……………………………………………… 17

五、体温升高………………………………………… 18

六、机体活动和（或）感觉障碍…………………… 18

七、辅具或矫形器使用不当………………………… 18

八、应激反应………………………………………… 18

九、精神压力………………………………………… 19

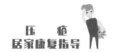
第六节　全面认识压疮给人体带来的危害…………… 19

一、对身体的损伤……………………………… 20

二、对心理的影响……………………………… 21

三、降低生活质量……………………………… 21

四、增加经济负担……………………………… 21

第七节　失禁与压疮您必须了解的那些事………… 22

一、什么是失禁………………………………… 22

二、失禁引起的皮肤损伤……………………… 23

三、失禁相关皮肤损伤的几种类型…………… 24

四、失禁患者的皮肤护理……………………… 26

第八节　常见居家患者压疮护理的误区…………… 29

一、误区一：使用气圈减压…………………… 29

二、误区二：大力按摩………………………… 29

三、误区三：使用碱性肥皂水彻底擦洗皮肤… 29

四、误区四：皮肤潮湿处使用爽身粉………… 29

五、误区五：自行局部用药…………………… 29

六、误区六：暴露伤口………………………… 30

七、误区七：照红外线灯……………………… 30

八、误区八：结痂就是愈合…………………… 30

九、误区九：酒精消毒………………………… 30

② 第二章　居家"压疮预防五步曲"

第一节　第一步：检查并做好皮肤护理………… 31

一、如何正确检查皮肤………………………… 31

二、如何做好皮肤的清洁和保护　………… 33

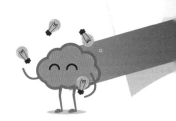

第二节　第二步：帮助患者摆放正确舒适的体位······ 35

一、平卧位时的体位摆放要求·············· 35

二、侧卧位时的体位摆放要求·············· 36

三、坐位时的体位摆放要求················ 36

第三节　第三步：制订一个合适的翻身计划·········· 37

一、定时翻身······················ 38

二、制订翻身时间表··················· 38

三、如何正确协助患者翻身··············· 39

第四节　第四步：选择并使用居家减压工具········· 40

一、全身减压装置···················· 40

二、局部减压装置···················· 40

第五节　第五步：科学评估并补充营养··········· 43

一、如何科学地评估患者的营养状况·········· 43

二、如何合理地为患者补充营养············· 45

3 第三章　脊髓损伤患者居家压疮预防与护理

第一节　认识脊髓和脊髓损伤················ 48

一、了解脊髓的结构与功能··············· 48

二、为什么会发生脊髓损伤呢·············· 51

三、脊髓损伤的主要临床表现有哪些··········· 51

第二节　脊髓损伤患者发生压疮的概况··········· 54

一、居家脊髓损伤患者发生压疮的概况·········· 54

二、脊髓损伤患者压疮的临床特征是什么·········· 55

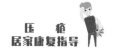
三、脊髓损伤患者压疮的好发部位…………………………… 55

第三节　为什么脊髓损伤患者容易得压疮………… 56

一、运动障碍………………………………………………… 56

二、感觉障碍………………………………………………… 57

三、血液循环差……………………………………………… 58

四、皮肤组织发生改变……………………………………… 58

五、营养不良………………………………………………… 58

六、潮湿……………………………………………………… 58

七、患者的心理状态………………………………………… 59

八、合并症…………………………………………………… 59

九、辅助用具的使用………………………………………… 59

十、家庭支持………………………………………………… 59

第四节　居家康复，如何做到远离压疮………………… 60

一、识别危险因素…………………………………………… 60

二、做好预防措施…………………………………………… 60

第五节　已经发生了压疮，该如何治疗………………… 64

一、1 期压疮………………………………………………… 64

二、2 期压疮………………………………………………… 64

三、3 期及以上压疮………………………………………… 65

4 **第四章　轻松识别六大类压疮**

第一节　1 期压疮………………………………………… 66

一、1 期压疮的特点………………………………………… 66

二、1 期压疮的处理………………………………………… 68

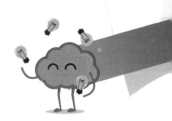

第二节　2 期压疮 ………………………………… 68

　一、2 期压疮的特点 68

　二、2 期压疮的处理 ……………………………… 69

第三节　3 期压疮 ………………………………… 69

　一、3 期压疮的特点 69

　二、3 期压疮的处理 ……………………………… 70

第四节　4 期压疮 ………………………………… 70

　一、4 期压疮的特点 70

　二、4 期压疮的处理 ……………………………… 71

第五节　不可分期压疮 ……………………………… 72

　一、不可分期压疮的特点 ………………………… 72

　二、不可分期压疮的处理 ………………………… 72

第六节　深部组织损伤压疮 ………………………… 73

　一、深部组织损伤压疮的特点 …………………… 73

　二、深部组织损伤压疮的处理 …………………… 74

5 第五章　专家教你如何简单有效地护理压疮伤口

第一节　压疮伤口护理的好搭档——常用敷料介绍… 75

　一、传统敷料 …………………………………… 75

　二、新型的封闭性和半封闭性敷料 ……………… 77

　三、其他敷料 …………………………………… 81

第二节　六大类压疮伤口护理的绝招 ……………… 83

　一、压疮伤口换药的基本步骤 …………………… 83

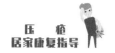

二、六大类压疮伤口的护理方法 …………………… 87

6 第六章　压疮的社区与居家护理

第一节　压疮的社区护理 ………………………… 91

　一、压疮的高发因素 ……………………………… 92

　二、社区对压疮的评估与筛查 …………………… 92

　三、社区对压疮的护理流程 ……………………… 95

　四、医院与社区互动模式的建立 ………………… 95

第二节　照护者居家护理的健康教育 …………… 96

　一、评估 …………………………………………… 97

　二、健康教育的实施 ……………………………… 97

　三、定期效果评价 ………………………………… 98

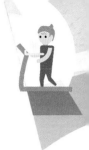

第一章　全面快速了解压疮

　　随着现代医学的发展，危重患者的临床和家庭护理质量越来越受到人们的广泛关注。与此同时，国内外将压疮的发生率作为评价护理质量的指标之一，但事实上其发生率并没有随着医学的进步而显著降低。那么，如何在日常护理中有效避免压疮的发生？现在就请跟随我们一起走进探究压疮的照护之旅。

　　压疮是长期卧床的居家患者最常见的并发症之一，俗称"褥疮"。实际上，压疮不仅好发于长期卧床的患者，也好发于长期坐轮椅的患者。在中国，平均每100名住院患者中就有7名会发生压疮；而居家患者压疮的发生率远远高于住院患者。压疮不仅会给患者带来痛苦，影响疾病的治疗，严重的压疮甚至会危及患者的生命，同时也增加了家庭的经济负担。毫无疑问，压疮已经成为影响居家患者生活的棘手问题。

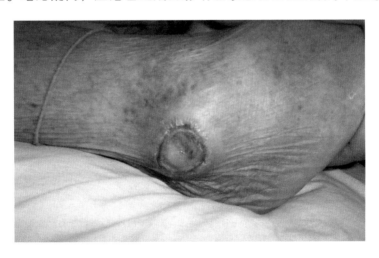

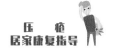
第一节　了解皮肤的结构

　　您知道人体最大的器官是什么吗？心脏？肝脏？大脑？正确答案是皮肤！虽然人的皮肤看起来非常薄，但是如果将它完全展开，它的面积将会达到 1.86 平方米，重量为 2.5~3.5 千克。皮肤由三层结构组成，分别是表皮层、真皮层和皮下组织。它们相互合作共同维持着皮肤的八大功能：保护、吸收、排泄、呼吸、新陈代谢、感觉、体温调节和免疫功能。

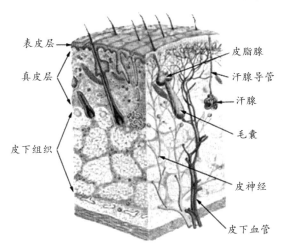

表皮层

真皮层

皮下组织

皮脂腺

汗腺导管

汗腺

毛囊

皮神经

皮下血管

皮肤的三层结构

一、表皮层

　　表皮层位于皮肤的最外层，它是皮肤中代谢速度最快的一层，可以不断新生。表皮层最主要的功能是保护、保湿和新生的作用。表皮层从外至内由以下五个部分组成。

1. 角质层

　　角质层位于最外层，是由许多已经死亡的皮肤细胞组成的表层，既可以保护皮肤又可以保湿，防止水分流失；同时还能防止外界细菌和有害物质的入侵。

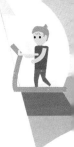

2. 透明层

透明层只由薄薄的一层细胞组成，在足底较为明显。皮肤比较薄的部位如眼睑是没有透明层的。透明层主要起控制皮肤水分的作用，使皮肤不会太干或太湿。

3. 颗粒层

颗粒层由1~5层细胞组成，它能够帮助皮肤形成角质，提高皮肤的耐受性。此外还能有效地过滤紫外线，使人们的皮肤在阳光下不会被晒伤。

4. 棘细胞层

棘细胞层由多层细胞组成，靠近皮肤浅层的棘细胞逐渐变为扁平形。棘细胞层富含水分和营养物质。

5. 基底层

基底层又叫生发层，它最主要的功能是产生新的细胞，维持表皮层的新陈代谢，同时产生黑色素保护真皮层。

二、真皮层

真皮层主要由胶原纤维和弹性纤维组成，真皮层与皮肤的老化有着紧密的联系。与表皮层不同，真皮层的新陈代谢非常缓慢，自我更新修复的能力也很弱，所以一旦真皮层损伤，修复过程将非常缓慢且艰难。

1. 胶原纤维

胶原纤维是真皮层最主要的结构，主要含有胶原蛋白，氨基酸有甘氨酸和羟脯胺酸等。胶原纤维与人体皮肤的老化有着密不可分的关系。

2. 弹性纤维

虽然弹性纤维所占比例比胶原纤维少，但其分布更为广泛。皮肤中弹性纤维的数量随着年龄的增加逐渐增多，在青春期或者成年早期达到顶峰，随后开始下降。

胶原纤维是使皮肤具有一定强度的保证，而弹性纤维则为皮肤提供弹性保证，二者交叉形成一张弹性网，如同弹簧一样，共同保持肌肤的

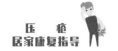
弹性和张力。当真皮层遭受外界有害物质的侵害时，胶原纤维和弹性纤维受损，皮肤硬度和弹性就会降低，导致皮肤非常容易受损。

三、皮下组织

皮下组织又称为"皮下脂肪组织"，位于真皮层下方，是一层比较疏松的组织。它是一个天然的缓冲垫，能缓冲外来压力。同时它还是热的绝缘体，能够储存能量。除脂肪外，皮下组织还含有丰富的血管、淋巴管、神经、汗腺和毛囊。

第二节　压疮是如何"悄无声息"地形成的

压疮是位于骨隆突处、医疗或其他器械下的皮肤和（或）软组织的局部损伤，可表现为皮肤完整或开放性溃疡，可能会伴疼痛感。损伤是由于强烈的和（或）长期存在的压力或压力联合剪切力导致的。究竟哪些原因会导致压疮形成呢？接下来，我们将一一为您揭开压疮的形成和发病之谜。

一、压疮的形成原因

引起压疮的原因非常多，我们可以简单地将形成原因归纳为外界原因和自身原因两大类。而在众多的原因当中，压力扮演了最重要的角色。了解压疮的形成原因能够帮助我们更有效地解决这个难题！

（一）外界原因

1. 受压

当人长期躺在床上或坐在轮椅上而又不能自己移动时，人的局部皮肤就会长期处于受压状态。实际上，此时人受到的压力并不仅限于狭义的压力，人的皮肤有可能还经受着剪切力和摩擦力的摧残！压力是引起压疮的头号杀手，而剪切力和摩擦力在压疮的形成中充当着帮凶的角色，它们并不是压疮形成的必备因素。让我们来了解一下这三个力是怎样一步步损伤人体皮肤的。

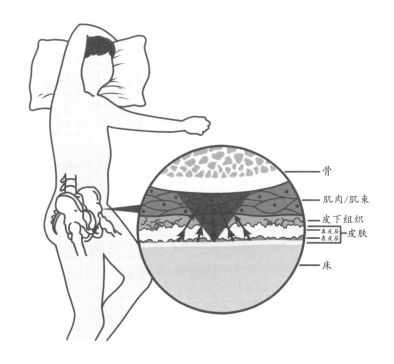

骨

肌肉/肌束

皮下组织

真皮层
表皮层　皮肤

床

压力的圆锥形分布

（1）压力：压力是指来自自身的体重和其他附加于身体的力。人体局部受到的压力越大、时间越长，引起的损伤就越严重。压力经皮肤由外到内扩散到人体内部，它像圆锥体一样分布在人体当中，而最大的压力集中在骨隆突的周围。骨隆突的周围分布着丰富的毛细血管，这些血管供应着皮肤赖以生存的营养物质。当外界压力超过毛细血管所能承受的最大限度时，它就会阻断对皮肤的血液供应导致皮肤缺血和坏死，造成压疮。

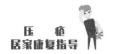
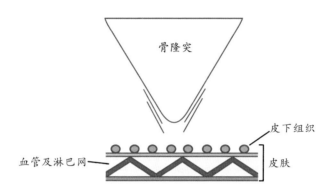

骨隆突

皮下组织

血管及淋巴网 皮肤

压力作用于毛细血管

（2）剪切力：剪切力是施加于相邻物体表面的引起相反方向的进行性平行滑动的力量。当不能活动的患者半躺在床上时就可能会产生剪切力。通常剪切力一旦形成就会迅速且大面积地撕裂毛细血管，从而引起局部皮肤的严重缺血，促使压疮形成。剪切力比压力的危害更大。

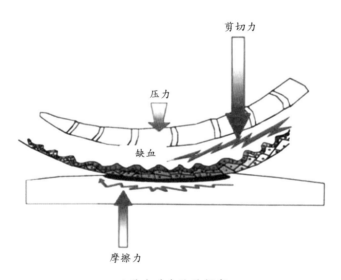

剪切力

压力

缺血

摩擦力

三种力对皮肤的损害

（3）摩擦力：摩擦力是当两个物体接触时向不同方向移动或相对移动时所形成的力。角质层是皮肤的最外层结构，它充当着前哨兵的作

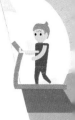

用，防止皮下组织遭受外界的细菌侵入、化学品以及压力的损害。摩擦力作用于皮肤时首当其冲的便是角质层，角质层的缺失会极大地削弱皮肤抵抗外界压力的能力。帮助患者翻身动作不正确、床单不平有皱褶或床单上有渣屑或皮肤潮湿等情况下容易产生摩擦力。

2. 皮肤过于潮湿

正常皮肤的 pH 为 5.0 ～ 7.0，弱酸性的状态能使皮肤保持最佳的弹性和光泽，同时抵御外界侵蚀。然而当人体因为各种原因出现大、小便失禁及多汗等情况导致自身处于过于潮湿的环境中时，过于潮湿的环境会破坏皮肤表面的弱酸性，使 pH 增加，从而削弱皮肤角质层的屏障保护作用，使皮肤更容易受损。

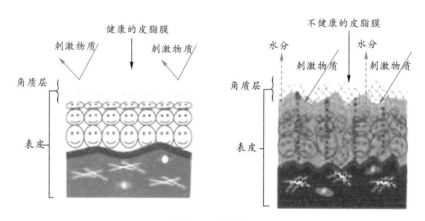

角质层的屏障作用

（二）自身原因

1. 年龄增加

随着年龄的增加，人的皮肤会变薄和干燥，皮肤的感觉也逐渐变得迟钝，皮肤下的血管也会变得脆弱。这些变化都会使老年人的皮肤无法抵抗外界的压力所带来的损害。

2. 活动能力减退或丧失

许多疾病或意外事故都会导致人们的活动能力减退或丧失，例如脑

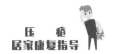

卒中患者可能会出现偏瘫，而车祸患者可能会出现手脚活动障碍。这些患者往往没有能力通过自己的努力改变姿势，也就是说在没有家人帮助的情况下，他们只能长时间躺着或坐着。长期固定于某种姿势会延长局部受压的时间，引起受压部位的血液循环障碍，造成压疮的发生。

3. 营养不良

当人因各种原因发生营养不良时，机体会出现严重的贫血，皮下脂肪和肌肉会减少，进而皮肤感受外界压力的能力会减弱。当局部皮肤受压时，骨隆突处的皮肤缺少了肌肉和脂肪组织的保护，更易发生压疮。

4. 感觉和（或）知觉能力减退和（或）下降

当患者感觉和（或）知觉能力减退和（或）下降时，患者感觉不到或不自知疼痛和不舒适，会减少自主活动。当患者处于被动或被迫体位时，也不会寻求帮助，久而久之就会发生压疮。

5. 其他原因

心理因素与压疮的形成密切相关。当人处于精神压力之下，会引起体内激素水平发生变化，导致皮肤对压力的抵抗能力降低。吸烟会引起皮肤血管的血流量减少，导致皮肤处于缺血的状态，压疮发生的概率也会增加。

二、压疮的发病过程

压疮的发病过程就好比一个苹果腐烂的过程，外表看似完好无损的苹果，往往已经烂入核内。当人体皮肤持续受压一段时间之后，通常受压部位的皮肤会出现发红的现象。如果你用手指按压发红部位，按压处的红色便会消失，手指放开时红色又会重新出现。此时的皮肤虽然还没有形成压疮，但是已经变得非常脆弱了。当皮肤继续受压，可逆的皮肤发红将发展为指压不会变白的红色，此时的皮肤已经出现轻度损害，形成了最早期的压疮。压疮的形成并不是由表及里的过程，皮肤表面的损伤只是压疮的冰山一角。压力对皮肤的损害不仅局限于皮肤表面，深部组织尤其是骨头周围组织的损害才是最严重的。这就解释了为什么看似完整的皮肤有可能已经形成了最严重的压疮！

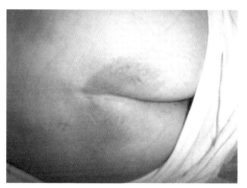

看似完整的皮肤

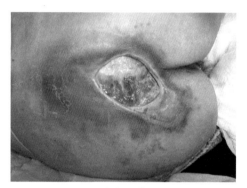

早期压疮

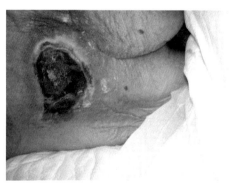

严重压疮

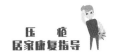
由此可见，压力是压疮发病的重要因素，压疮的发病并不是一个由轻到重的过程，看似完整的皮肤可能已经存在着不可逆转的压疮。有效的减压是压疮预防和治疗的关键！

第三节　压疮最"青睐"哪些高危人群

压疮虽然普遍，但也有偏爱的人群。您是否属于压疮偏爱的人群呢？下面将告诉您发生压疮的高危人群有哪些。属于高危人群不代表您一定会发生压疮，但您一定要时刻警惕自己的皮肤健康状况。

1. 神经系统疾病患者

如昏迷、瘫痪、颅脑损伤的患者。这些患者意识丧失，存在感觉障碍，当身体某一部位受压时间过久，他们无法像正常人一样感受到疼痛或不舒适，从而不会主动翻身或改变姿势。长期卧床会导致身体某一部位长期受压而出现损伤。

2. 老年人

先来看一组研究数据：40 岁以上人群压疮的发生率是 40 岁以下人群的 6~7 倍，80 岁以上老人患压疮的可能性是 65~70 岁老人的 4~20 倍。发生压疮的年龄预警值为大于 54.44 岁；压疮好发于 60 岁以上的老年人，并且以 3、4 期为主，平均年龄为 64.21 岁。家庭和养老院是高龄老年人压疮发生的场所。

那么老年人为什么更容易发生压疮呢？老年人因身体老化在各方面都表现出衰退现象，皮肤方面表现为皮肤松弛、干燥、缺乏弹性，皮下脂肪萎缩、变薄，皮肤抵抗力下降，对外部环境反应迟钝，皮肤血流速度变慢，局部组织营养差，最终导致皮肤容易受损。另一方面，老年人往往感觉较迟钝，对疼痛感觉较差，从而增加了皮肤及组织受损的可能性。因此，预防老年人压疮应引起老年人自身、照护者及养老机构人员

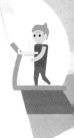

的重视。

国际压疮指南中将老年人列为特殊人群，提示护士要重视老年人的皮肤护理。要特别保护老年人的皮肤，避免其受到压力和剪切力所引起的损伤，必要时可使用隔离产品保护皮肤。可考虑使用无创伤口敷料，以减少更换敷料时引起的疼痛和皮肤损伤。对于不能主动翻身的老年患者，应定时予以翻身，并谨慎选择翻身的方法。

3. 肥胖者

肥胖会使患者受压部位承受的垂直压力、摩擦力及剪切力都增加，也给照护者为其翻身造成困难，因此肥胖者易发生压疮。

4. 身体瘦弱、营养不良者

肥胖者容易发生压疮，那是不是越瘦越好呢？压疮被普遍认为与患者的营养状况有关。实际上，太瘦的人也是发生压疮的高危人群。为什么呢？因为太瘦的人其受压部位如骨隆突处缺乏肌肉、脂肪组织的保护，容易被损伤。所以，患者应当坚持正确的生活方式，保持适当的体重。

5. 水肿者

水肿会降低皮肤抵抗力，并增加承重部位压力，这与肥胖者易发生压疮的原因相似。另一方面，水肿者往往同时存在低蛋白、营养不良等情况，因此易发生压疮。

6. 疼痛者

有些患者出现疼痛如腹部疼痛时，为避免疼痛会选择某一种固定姿势；且因变换姿势会加重疼痛，从而减少自身活动、翻身等，因此易发生压疮。

7. 使用矫形器者

如石膏固定、牵引及应用夹板的患者，因翻身、活动受限而易发生压疮。

8. 大、小便失禁者

大、小便失禁的患者皮肤长期处于潮湿环境，大、小便等污物也会改变皮肤的酸碱度，使皮肤更脆弱而易发生压疮。

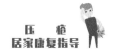
9. 发热者

体温升高会导致排汗增多，汗液可刺激皮肤，并且会加重皮肤潮湿的情况，使皮肤更加脆弱。

10. 使用镇静剂者

使用镇静剂后，患者因自主活动减少而易发生压疮。

应该注意的是，虽然以上人群为压疮高危人群，但是不属于这几类人群的人也有发生压疮的可能性。

第四节　您知道身体哪些部位容易发生压疮吗

人身体的有些部位处于皮肤和骨头之间，这些部位缺少肌肉、脂肪组织的保护，称为骨头凸起处，包括后脑勺、尾椎骨和足跟等。当人长期躺在床上或坐在轮椅上时，人的重量并不会平均分摊到身体跟床或椅子接触的地方。事实上，绝大部分的压力将会施加于骨头凸起处，导致通过此处的血管闭合，从而使血液无法携带营养物质到达这些地方，形成压疮。随着身体姿势的改变，最容易受压的骨头凸起处也会有所差异。现在就让我们通过几张图片认识一下不同姿势下的压疮好发部位，以便更好地预防压疮的发生。

1. 平躺

当人平躺在床上时，压疮的好发部位由头至脚分别是后脑勺、肩胛骨、肘关节、尾椎骨、足跟等。

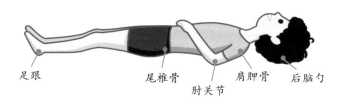

足跟　　　　尾椎骨　　　肩胛骨　后脑勺
　　　　　　　　　　肘关节

平躺姿势下压疮的好发部位

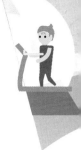

2. 侧躺

当人侧躺在床上时，压疮的好发部位由头至脚分别是耳朵、肩膀、胸部外侧、髋骨、膝关节外侧、脚掌和脚踝外侧等。

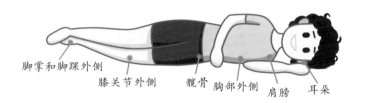

侧躺姿势下压疮的好发部位

3. 趴睡

当人趴睡在床上时，压疮的好发部位由头至脚分别是耳朵、肩膀、胸部、膝盖、脚背、脚趾等。

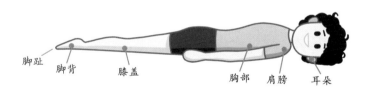

趴睡姿势下压疮的好发部位

4. 坐位

当人坐在轮椅上时，压疮的好发部位由头至脚分别是肩胛骨、肘关节、尾椎骨、坐骨、腘窝、脚底等。

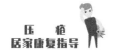
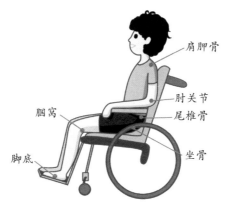

肩胛骨

肘关节

尾椎骨

腘窝

坐骨

脚底

坐位姿势下压疮的好发部位

第五节　解析压疮的危险因素

了解了压疮的形成机制、高危人群，相信您已经对压疮的危险因素有了初步的认识。压疮的危险因素目前仍然是全世界持续研究的热点，我们根据最新的国际指南，将其危险因素总结如下。

一、力学因素

如前所述，压疮不仅由垂直压力引起，还可由摩擦力和剪切力引起，通常是2~3种力联合作用所导致的。

1. 垂直压力

您见过长时间停放的汽车轮胎损坏的现象吗？据研究，这种轮胎损坏现象多是汽车本身的垂直压力长时间作用于轮胎最低处所致。

类似的，在人体中，对局部组织的持续性垂直压力是引起压疮的最重要原因。这种垂直压力往往是由于身体重力引起的。当您长时间处于某种姿势，超过一定的时间时，身体局部血管的血流供应可能会被阻断，氧和营养物质供应不足，代谢废物排泄受阻，致使组织发生缺血、溃烂或坏死。压疮的形成与压力的强度和持续时间有密切关系。压力越大、持续时间越长，发生压疮的概率就越高。此外，压疮的发生与身体组织不同的类型有关。肌肉和脂肪组织因代谢活跃，较皮肤对压力更为敏感，因此最先受累且较早出现变性和坏死。垂直压力常见于长时间采用卧位、坐位者。

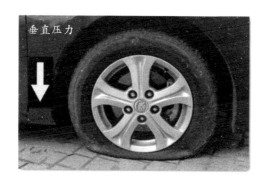

长时间停放的汽车

2.摩擦力

摩擦力是当两个物体接触时向不同方向移动或相对移动时所形成的力，它增加了压疮发生的风险。摩擦力主要来源于皮肤与衣、裤或床单表面逆行的阻力摩擦，尤其当床面或衣裤不平整如床单或衣、裤有皱褶或渣屑时，皮肤受到的摩擦力会增加。患者在床上活动或坐轮椅时，皮肤随时都会受到床单和轮椅表面的逆行阻力摩擦。搬运患者或照护者为患者翻身时，拖拉动作也会产生摩擦力而使皮肤受到损伤。皮肤损伤后，受潮湿、污染等影响而易发生压疮。皮肤的潮湿程度不同，其摩擦力的大小也有所不同。少量出汗的皮肤摩擦力大于干燥皮肤的摩擦力，大量出汗可降低摩擦力但组织的抵抗力亦随之下降。应特别注意，护理多汗的患者时，如果使用爽身粉，粉剂吸收汗液后，细微的粉末会变成粗大的颗粒，会增加皮肤表面的摩擦力，同时堵塞毛孔，影响皮肤呼吸。因

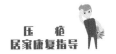

此不主张多汗的患者使用爽身粉。

3.剪切力

剪切力由压力和摩擦力相加而成，与体位有密切关系。当患者仰卧位抬高床头大于30°，或采取半坐卧位时间超过30分钟时容易导致身体下滑，部分组织将随之滑动；但由于皮肤和床单间的摩擦力作用，皮肤和肌肉无法移动，就会造成损伤。老年人坐位时，体重集中于坐骨并产生较大的剪切力，更易引起局部缺血和压疮。只有压力与剪切力、摩擦力等共同作用于组织时，才会导致血管闭塞，严重影响血液循环。

由剪切力造成的严重损伤早期多表现为口小底大的伤口，不易被发现。剪切力是引起压疮严重损伤的重要原因，主要作用于深层组织，它比垂直压力更具危害性。当有剪切力存在时，即使是很小的压力，短时间压迫也会造成皮肤、软组织的缺血性损害。

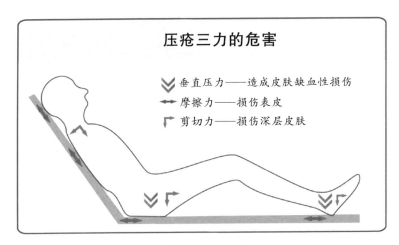

压疮的力学因素

二、局部潮湿或排泄物刺激

皮肤持续暴露在过度潮湿的条件下，如汗液、尿液、渗出液、引流液等刺激，会引起皮肤和结缔组织浸软，造成皮肤松软，弹性和光泽度下降，

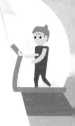

皮肤的屏障功能减弱，易受摩擦力等外力损伤。另一方面，尿液、大便等可改变皮肤的酸碱度，导致皮肤角质层的保护能力下降，甚至皮肤破溃，并增加细菌增殖和组织感染的可能。因大、小便失禁而使用肥皂水、清水擦洗次数过于频繁，也可能引发皮肤损伤。老年人及急危重病患者，多会发生大、小便失禁，容易造成会阴部及臀部局部潮湿，因而更容易发生压疮。

三、营养状况

全身出现营养障碍时，营养摄入不足，蛋白质合成减少，皮下脂肪减少，肌肉萎缩，皮肤变薄、脆弱，局部组织更容易受压力、剪切力的损伤。受压处因缺乏肌肉和脂肪组织的保护而容易发生血液循环障碍，出现压疮。过度肥胖、脱水、水肿、贫血都是引起压疮的危险因素。血液检查如血清白蛋白、血红蛋白是压疮发生发展过程中常用的指标。血清白蛋白低于 35g/L 者可能存在明显的营养不良，且其发生压疮的可能性是血清白蛋白高于 35g/L 者的 5 倍。机体为低蛋白状态时，组织水肿，加上局部血液循环障碍，容易引起局部组织缺血、缺氧、坏死。

压疮形成后，对身体能量储备也有一定影响。压疮会使蛋白质的流失和消耗明显增加，脂肪消耗增加，维生素流失。营养供给对压疮的愈合也有影响。压疮使能量的消耗明显升高，营养供给不足时，压疮恢复困难。

因此，不管是有压疮风险的患者还是已经发生压疮的患者，都应接受营养筛查。当患者出现明显的病情变化或当压疮没有愈合趋势时，也应进行营养筛查。筛查发现有营养不良风险的患者，应寻求专家帮助，制订个体化营养治疗计划，补充能量、蛋白质等，并随时关注营养指标的变化。

四、年龄

如前所述，随着年龄的增加，人的皮肤变薄，皮下组织、肌肉变少，

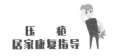
且老年人皮肤易干燥，血管的硬化使局部血液供应减少，因而老年人对各种力的作用反应更敏感。随着年龄的增加，老年人感觉迟钝、保护性反射迟钝、认知功能减退、活动能力也下降，因而老年人是压疮的易患人群。

五、体温升高

体温升高时，机体新陈代谢率升高，组织细胞对氧的需求量增加。加之局部组织受压，使已有的组织缺氧更加严重。因此，伴有高热的严重感染患者存在组织受压的情况时，压疮发生的概率升高。

六、机体活动和（或）感觉障碍

活动障碍多由神经损伤、手术麻醉或约束造成，患者自己不能活动或者活动能力减弱从而使局部组织长期受压，导致血液循环障碍而发生压疮。感觉障碍可造成机体不能对刺激如疼痛、不适等及时做出反应，保护性反射迟钝，使得长时间受压后局部组织坏死而导致压疮发生。

七、辅具或矫形器使用不当

应用石膏固定和牵引时，患者的活动受到限制，特别是夹板和衬垫放置不当、石膏不平整、矫形器固定过紧等情况，容易使肢体的血液循环受阻而导致压疮发生。

八、应激反应

手术是临床上常见的创伤和应激源。手术时间较长时，局部受压部位易发生组织缺血性损伤。研究表明，压疮发生率与手术类型和体位有关。具体的相关因素包括以下几项。

1．术前因素

术前因素包括术前的营养状况、电解质紊乱与否、酸碱平衡与否以

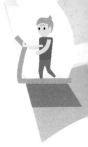

及禁食时间等。

2. 术中因素

术中因素包括手术类型、时间、体位、床垫、术中室温、皮肤潮湿与否以及术中用药等。有研究发现，手术时间超过 2.5 小时是压疮发生的危险因素。

3. 术后因素

术后因素包括年龄、体型、营养状态、意识状态、心率、呼吸、血压、用药等。近半数压疮发生在术后 48 小时内，以 1 期和 2 期为主。

九、精神压力

应激状态下的心理反应，特别是较严重的消极反应，如压抑、情绪低落等可引起机体的应激反应，会诱发和加重现有疾病，造成患者处于脆弱易感状态。严重创伤不仅会给患者身体造成强烈的应激反应，同时也会影响患者的心理活动，进而使其抵抗力下降，为压疮的发生提供机会。精神抑郁者因忽视对皮肤的护理而易发生压疮，压疮既损害了局部皮肤功能结构，也影响了患者的心理活动，使患者产生悲观、失望、恐惧等不良情绪。

压疮难愈也是一个应激源，尤其是 3、4 期压疮，因愈合时间长，容易导致患者及家属产生应激反应，这些负性心理会影响患者对治疗护理措施的依从性，也会影响其食欲、睡眠、生活方式和免疫功能等，最终影响伤口愈合。因此，在整个伤口护理期，应给予患者积极的心理支持，并提供机会让有压疮的患者互相交流。

第六节 全面认识压疮给人体带来的危害

有的读者可能会觉得，压疮不就是一个伤口吗，不严重，不治也能

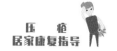
自己愈合。其实不然，即使是小小的伤口，甚至表面上看起来没有破损或有结痂的损伤，都可能给人体带来极大的危害。

一、对身体的损伤

压疮对身体的损伤最直接。压疮的程度、大小、深度不同，对身体的影响也不同。一般来说，压疮形成的伤口越大、越深，引起的后果就越严重。对于不可分期的压疮和可疑深部组织损伤，可疑深部有肌肉及骨骼损伤，但从表面来看，皮肤可能都没有伤口。有的患者如老年人、意识障碍者对损伤（疼痛）不敏感，切不可因此而疏忽大意。可能会因为小小的疏忽，而给患者造成大的伤害。

1. 疼痛

压疮患者往往伴有程度不一的疼痛。这种疼痛是持续性的、定位准确的，由压疮形成的组织损伤引起。在为压疮患者擦洗和冲洗伤口、揭除敷料、给周围皮肤消毒时疼痛可加剧。因此，在为压疮患者做这些操作时，动作应轻柔，注意分散其注意力，减轻其痛感。长期持续的疼痛会使患者感到痛苦和不适。

2. 减少活动

受压部位疼痛会使患者采取被迫体位，以减轻压迫，缓解不适，从而减少活动，降低更换姿势的频率，但这可能引起新的压疮。压疮严重的患者，可能有肌肉、骨骼损伤，从而影响其自理能力和日常生活活动能力。另外，压疮还可以降低其营养摄取能力。

3. 感染等并发症

压疮最严重的危害是可引起其他疾病及并发症。压疮可能引发的并发症包括蜂窝织炎、骨髓炎、骨质破坏、菌血症、败血症，甚至死亡。败血症是压疮最严重的并发症之一。在每10 000例压疮患者中，就有350例（3.5%）发生败血症及其相关的健康问题。有调查显示，若压疮并发败血症，住院死亡率接近60%。压疮患者在1年内的死亡率明显高

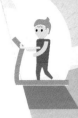

于无压疮患者。在美国每年约有60 000人因压疮导致的并发症而死亡。本来只是局部伤口，但因没有得到重视和治疗而发展为全身感染，最后不得不截肢甚至死亡，这是多么可怕的事情啊！

二、对心理的影响

压疮属于慢性伤口，长期的病程、痛苦的体验、给家庭增加的负担，使得患者对治疗失去信心，产生绝望、抑郁等心理问题。另外，很多压疮患者自身形象改变，伤口有大量分泌物，甚至有强烈异味，不仅患者会产生自卑心理，周围人也可能会表现出讨厌、躲避、嫌弃的表情、言语或举动，从而使患者产生社交障碍，表现为不愿与人相处、交流。俗话说，"久病床前无孝子"，如果患者的家人、朋友不能给予积极的支持与鼓励，这对患者而言无疑是一种打击与伤害。

三、降低生活质量

很明显，压疮会降低患者的生活质量。一旦患者出现压疮问题，身体、心理会出现一系列不适状况，对生活的满意程度及幸福感都会降低。

四、增加经济负担

压疮会增加个人、机构乃至国家的经济负担。压疮是涉及多学科、多方面的非常复杂且治疗费用昂贵的健康问题。压疮发生后，医护人员的工作量及医疗成本增加。治疗压疮的费用非常高昂，包括护理、伤口敷料、减压装置、新技术、新疗法及营养补充等方面的费用。

据统计，1999年美国每年治疗压疮的成本在50亿~85亿美元，到2010年成本已增加至105亿~178亿美元（1美元≈7.03人民币）。压疮患者常规疾病治疗的时间（14.1天）是无压疮患者的（5天）近3倍，因此，压疮延长了患者的住院时间，增加了医疗成本。澳大利亚每年治疗压疮的费用超过285万美元。2000年英国每年已用近20亿英镑

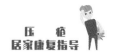

（1英镑≈9.08人民币）来预防、治疗和监测压疮。在荷兰，压疮是排在癌症、心血管疾病之后的第3位耗费资金最多的疾病。

我国暂无相关的调查数据。因为压疮患者可能需要数周、数月或数年才能痊愈，需要消耗大量的医疗资源，包括医院病床等，因而给社会造成巨大的负担。有些家庭特别是农村家庭，可能因为其经济费用而选择不治疗压疮，最终因小小伤口造成严重的全身感染。

第七节　失禁与压疮您必须了解的那些事

很多长期卧床，又丧失意识，大、小便不能控制的患者，骶尾部或者臀部出现潮红、破溃，是压疮，还是失禁导致的皮肤损伤？失禁是指什么？前文提到失禁者是压疮的高危人群，那么失禁和压疮有什么联系？二者又有什么区别？本节将为您一一解答。

一、什么是失禁

失禁是指在无意识、无法控制的情况下，在不适当的场所有尿液或粪便排出，可分为大便失禁，小便失禁（尿失禁），大、小便失禁。

大便失禁是指失去对粪便及气体排出的控制能力，可分为完全失禁和不完全失禁。完全失禁患者不能随意控制粪便及气体排出；不完全失禁患者能控制干便排出，但不能控制稀便和气体排出。普通人群大便失禁的发病率为1%~2.2%。随着年龄的增加，大便失禁的发病率增加。65岁以上老年人大便失禁的发病率为青年人的5倍。女性发病率远高于男性发病率，尤其是多产妇，男女比为1:（3~8）。

尿失禁不是一个独立的疾病，通常尿失禁的发生有其原因。国际上将尿失禁统一的定义为：尿失禁是一种不自主地经尿道漏出尿液的现象。临床上尿失禁有多种类型：急迫性尿失禁、真性压力性尿失禁、反射性尿失禁、充盈性尿失禁和功能性尿失禁等。一般人群尿失禁的发病率，男性为 5%，女性为 10%。老年人是尿失禁的高危人群，全球 75 岁以上的老年人中，高达 40% 的人受尿失禁的困扰。

既有大便失禁、又有小便失禁则为大、小便失禁。

二、失禁引起的皮肤损伤

（一）失禁易引起皮肤损伤的原因

1.皮肤完整性受损

当皮肤暴露于潮湿的刺激物如尿液、粪便时，皮肤的完整性会遭到破坏，皮肤的角质层会受到损害。摩擦力会使皮肤加倍受损，尤其是穿非棉质的化纤衣物及在床垫上移动患者时。

2.皮肤的保护功能受损

正常皮肤表面的 pH 为 5~7，绝大多数呈弱酸性，这种环境具有抗菌和保护作用。潮湿不洁的环境使皮肤表面的酸性环境被破坏，其防御功能下降。

3.大、小便失禁加剧皮肤受损

大、小便失禁使患者皮肤更加容易受损，它不仅是压疮的危险因素，也是刺激性皮炎的重要诱因。大、小便失禁患者其粪便中的消化酶会更活跃，对患者的皮肤更具破坏性。

4.微生物较易附着于破损的皮肤上

由于失禁，患者的皮肤经常处于潮湿状态，这种潮湿的皮肤有利于微生物附着于其表面，尤其是有部分破损的皮肤表面。某些微生物在潮湿环境中更易引起皮肤炎症及加剧皮肤破损。

5.反复擦拭的物理机械性刺激易致皮肤损伤

为了保持失禁患者的皮肤清洁，照护者会经常擦洗患者会阴部、肛周及臀部皮肤，特别是失禁次数比较多的患者。每天反复多次的擦拭易给患者皮肤造成物理机械性刺激而导致患者的皮肤受损。如果患者的皮

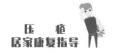

肤角质层因为失禁而完整性已经受损，则失去保护功能的皮肤更加容易损伤。特别是在使用不当的清洁液或用粗暴的擦拭方法进行清洁时，对皮肤的损伤更大。

（二）失禁的危险因素

如果您和家人存在以下情况，那么您可能要注意失禁的发生了。

1. 自我照顾能力不足

若患者自我照顾能力不足，则发生失禁的可能性较高。一旦发生失禁，患者无法清理大、小便，粪便或尿液长期刺激会阴、肛周及臀部皮肤，会导致这些部位的皮肤受损。

2. 活动能力减退

患者因为各种原因如偏瘫、重症肌无力等导致活动能力减退，从而不能正常如厕，进而发生大、小便失禁。

3. 认知不足

患者的认知水平越低，对排便的控制能力就越差。这种情况在老年人中所占比例较大。如老年痴呆患者发生失禁的情况比较常见，是失禁治疗和管理中最困难的对象，此类患者的皮肤保护也显得格外重要。

三、失禁相关皮肤损伤的几种类型

失禁可以引起皮肤损伤，但其原因和机制各不相同，对应的护理及治疗方法也不尽相同。因此，有必要了解这几种失禁相关皮肤损伤的区别，从而有针对性地采取应对措施。

1. 失禁性皮炎与压疮的区别

失禁性皮炎指大、小便失禁患者由于受到大、小便的反复刺激，导致皮肤出现刺激性皮炎。失禁性皮炎与压疮可从病史、临床表现、部位、损伤的形状与边缘、深度、基底类型与颜色、感染等方面进行区别。失禁性皮炎患者一定存在大便和（或）小便失禁，而压疮患者则多存在移动能力、活动能力下降从而导致局部组织长期受压。失禁性皮炎是自外

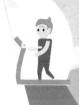

向内的皮肤损伤，局部皮肤可呈完整、干燥或潮红、脱皮，进一步发展为皮肤出现部分皮层糜烂，患者可诉有瘙痒、烧灼、刺痛感。损伤的部位位于皮肤与大、小便接触处，最常为肛周、会阴部，形状不规则，边缘弥散，参差不齐，多为部分皮层损伤，可继发表皮感染，一般不伴有组织坏死。这些都与压疮有很大区别，可通过下表简单了解。

失禁性皮炎与压疮的区别

区别点	失禁性皮炎	压疮
部位	大、小便接触部位	骨隆突处，或与医疗器械接触处
边缘	弥散，形状不规则	集中，相对规则
颜色	红色至淡红色	红色至淤青色或紫色
深度	部分皮层	部分皮层至全层
坏死	无	有可能出现
感染	真菌感染（念珠菌）	细菌感染

2.区分不同原因引起的相关皮肤损伤

刺激性皮炎主要位于皮肤暴露和受大、小便刺激的部位，皮肤皱褶的部位一般不会受累。皮肤炎症反应的程度取决于刺激物的刺激强度。

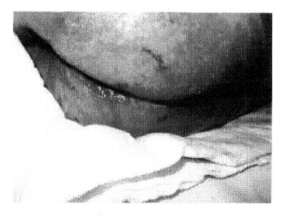

失禁引起的刺激性皮炎

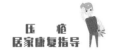

局部皮肤表现为红疹、水肿、水疱形成、脱屑等。物理机械性损伤是由于反复擦拭及移动患者不当而产生的摩擦力，引起患者皮肤擦伤、破损等损伤，多见于频繁失禁的患者。继发性感染常见于疱疹、念珠菌感染等。此外，还要区分由于其他原因引起的会阴、肛周及臀部皮肤问题，如过敏性皮炎、银屑病等，它们与大、小便的刺激没有直接关系。

四、失禁患者的皮肤护理

失禁患者要积极就医，寻找失禁的根本原因并接受治疗。在皮肤的护理上，也有很多需要注意的地方。

1.刺激性皮炎的护理

刺激性皮炎的护理包括通风、隔离、皮肤清洁、纸尿裤的选择及其他。

（1）通风：保持通风，避免使用不透气的尿片，一旦尿片潮湿要及时更换。通常采用自然通风的方法保持会阴及臀部皮肤干爽，不可使用吹风机及烤灯，以免皮肤干裂。

（2）隔离：因失禁是持续的慢性过程，发生频繁，因而需要采取一定措施将大、小便与皮肤隔开，从而达到防止原有损伤加重或再次损伤的目的。除此之外，在医疗机构，有条件者可采用放置肛门栓子、肛管接负压、留置导尿管、使用尿套等方法收集尿液或粪便。居家护理时应避免使用保鲜膜或塑料袋，因其隔离效果差，易造成尿液与粪便渗漏。

伤口保护膜的使用方法：先用生理盐水或温水彻底清洗会阴及肛周皮肤，待皮肤干燥后，将伤口保护膜喷雾剂放置于距离伤口 15~20cm 处，按压喷嘴喷洒，约 30 秒待喷膜干燥后再喷一次。伤口保护膜一般可以在皮肤上保留 24 小时，但反复清洁擦洗的皮肤，每次清洁后须再喷洒一次或 4~6 小时喷洒一次。伤口保护膜有不含酒精的和含酒精的两种，皮肤受损时尽量不要使用含酒精的。

皮肤局部有皮炎或溃疡的护理方法：先用生理盐水或温水彻底清洗大、小便浸渍的皮肤，抹干皮肤，在皮肤溃烂或溃疡处涂上一层皮肤保

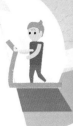

护粉，然后将伤口保护膜喷雾剂放置于距离伤口 15~20cm 处，按压喷嘴喷洒，约 30 秒待喷膜干燥后再喷一次。使用皮肤保护粉和喷膜的次数视患者失禁、腹泻的程度而定，一般每天 2~6 次。

失禁的隔离措施

隔离措施	优点 / 适用	缺点 / 不适用
油性保护剂（凡士林、石蜡油、氧化锌）	比较经济方便	患者感觉不舒适，效果难以确定
赛肤润	不刺激皮肤，使皮肤滋润	不适用于破损的皮肤
隔离霜	耐冲洗，效果持久，对皮肤无刺激性，可滋润皮肤	不适用于糜烂皮肤
透明敷料	无菌透明，透气防水	遇水易卷边，非平面部位难以固定，不能用于感染伤口
粘贴造口袋	大大减少照护者的工作量	—
亲水性敷料	阻止细菌侵入及防水，适用于皮炎或糜烂的皮肤	—
伤口保护膜	喷洒后迅速形成一层伤口保护膜	—

（3）皮肤清洁：清洗会阴、肛周及臀部皮肤的主要目的是不使尿液、粪便等排泄物浸渍与附着于这些部位的皮肤，避免皮肤受损及皮肤感染。清洁时动作要轻柔，避免力大而损伤皮肤。最好使用较为柔软的清洁用布或湿纸巾清洁，避免用干燥、坚硬的纸巾进行擦拭。通常用温和的清洁剂或清水去除皮肤上的刺激物，最好用弱酸性的清洗剂清洁，不可使用碱性的肥皂水。对已有损伤的皮肤使用生理盐水或温水较合适。清洗后尽量采用蘸干而不是擦干的方式。

（4）纸尿裤的选择：选择时需要考虑纸尿裤的吸水性、舒适性、便利性、环保性、异味的处理、价格等。

（5）其他：勤换卧床姿势，以促进血液循环；保持床单清洁、平整；骨隆突处使用减压用品；搬动患者时应将患者抬离床面，避免拖、拉、拽，尽量采用清洗的方法去除刺激物，避免用纸擦除。

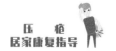

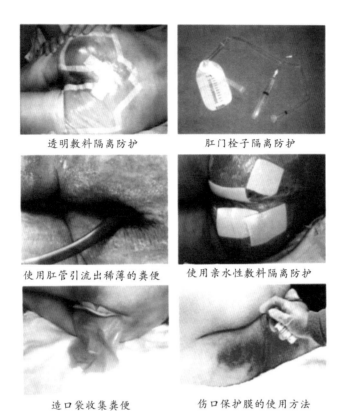

透明敷料隔离防护　　　　肛门栓子隔离防护

使用肛管引流出稀薄的粪便　　使用亲水性敷料隔离防护

造口袋收集粪便　　　　伤口保护膜的使用方法

刺激性皮炎的护理

2. 物理机械性皮肤损伤

当患者频繁失禁时，反复的清洗与擦拭会导致患者经常出现物理机械性皮肤损伤。这种损伤往往较为表浅，主要损伤表皮层及真皮层，因此其护理并不困难，参照刺激性皮炎的护理方法进行护理，通常皮肤损伤都可愈合。

3. 皮肤继发感染

当失禁患者的会阴部、肛周及臀部皮肤继发感染发生疱疹或真菌感染时，应及时就医，寻求皮肤科医生的帮助。当患者在失禁的基础上合并感染时，如真菌感染，所需治疗时间较长，要耐心接受治疗。

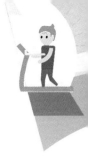

第八节　常见居家患者压疮护理的误区

随着人们对压疮认识、研究的不断深入，人们理应意识到原有的观念是错误的，然而事实是本应被淘汰的一些"旧方""偏方"仍在被很多人使用。人们在护理压疮时存在很多误区。

一、误区一：使用气圈减压

使用气圈减压，将气圈放在患者骶尾部、足跟部，实际上它们会将压力集中到周围组织，增加了新的受压点，使此处水肿和静脉充血。

二、误区二：大力按摩

发现皮肤发红后就进行大力按摩，以为按摩骨隆突处可以促进血液循环，实际上这会加速局部耗氧和组织坏死，加快压疮的进展。

三、误区三：使用碱性肥皂水彻底擦洗皮肤

使用碱性肥皂水彻底擦洗皮肤，以为皮肤越干燥越有利于预防压疮，实际上这样做破坏了有利的皮肤局部酸性环境。

四、误区四：皮肤潮湿处使用爽身粉

在皮肤潮湿处使用爽身粉，以为爽身粉能够保持皮肤干燥，实际上爽身粉与水分结合形成的颗粒会堵塞毛孔，不利于皮肤呼吸。

五、误区五：自行局部用药

有人喜欢在伤口上涂抹三七粉、云南白药、百多邦，以为用这些能够杀菌、促进伤口愈合，实际上这会干扰组织修复过程，妨碍压疮愈合，增加耐药细菌滋生的机会。涂氧化锌等油性剂会使皮肤表面无透气性，无呼吸功能，减少水分蒸发，导致皮肤浸渍。

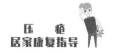

六、误区六：暴露伤口

有人认为伤口表面干燥则愈合就快了，实际上干净、无痂皮、湿润的伤口愈合更快。

七、误区七：照红外线灯

有人认为照红外线灯可以促进伤口愈合，实际上红外线灯只是升高局部温度，增加局部耗氧，加快代谢，进而导致细胞坏死，难以愈合。

八、误区八：结痂就是愈合

实际上痂下有伤口，有时痂下会有积液，增加感染的风险。

九、误区九：酒精消毒

以为酒精能够杀菌从而防止伤口感染，实际上酒精会破坏新鲜的肉芽组织。

（胡爱玲　周　青　黄　蕾）

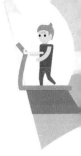

第二章 居家"压疮预防五步曲"

居家患者常因年龄增长或疾病因素而出现活动能力显著下降，因此有发生压疮的风险。尤其是需要长期卧床和使用轮椅的患者，由于未得到科学有效的护理，压疮的发生风险会增加。压疮一旦发生，将严重影响患者的身体功能和生活质量，伤口护理难度非常大，因此压疮的护理重点是有效预防。如何对居家的压疮高风险患者进行有效预防呢？我们总结出了"压疮预防五步曲"，为居家照护者提供科学的指导。

第一节 第一步：检查并做好皮肤护理

皮肤状况与压疮的发生密切相关，皮肤护理在压疮的预防中起着重要作用。通过皮肤护理可以减少压力、摩擦力和剪切力，减少皮肤浸渍、潮湿、干燥等现象，保持皮肤清洁，进而减轻皮肤损害，预防压疮的发生。皮肤护理主要包括皮肤检查、皮肤清洁、局部使用减压产品、使用皮肤保护产品防止浸渍、使用润肤剂保持皮肤适度湿润等。

一、如何正确检查皮肤

皮肤检查是指通过观察、触诊等方式，全面检查患者的全身皮肤状况，尤其是骨隆突处的皮肤状况。每天应至少对皮肤进行一次全面的检查，及时发现压疮的征兆。

（一）皮肤检查的重点部位

应检查全身皮肤，特别要注意压疮好发的骨隆突部位，尤其是腰部

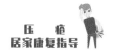

以下的骨隆突处，如骶骨、尾骨、足跟等部位。如果患者有使用医疗器械或留置有管道，应注意观察医疗器械和管道如颈托、夹板、血氧饱和度监测仪、气管切开套管、吸氧管、胃管、尿管等与皮肤接触部位的皮肤状况。

（二）哪些异常的皮肤状况需要注意

一旦发现异常的皮肤状况，应及时采取适当的预防措施。当皮肤出现以下情况时，需要特别注意。

1. 指压不变白的红斑

观察受压部位皮肤是否出现红斑，如果出现红斑则要鉴别红斑是否指压不变白。可以用两种方法：一种方法是将一根手指压在红斑区域3秒，移开手指后，观察皮肤是否变白。另一种方法是用一块透明板（如透明的尺子），向红斑区域施加均匀压力，观察透明板下面的皮肤是否变白。如果在压力下红斑没有变白，则为1期压疮，此时应注意局部减压。

2. 局部皮肤温度过高

局部皮肤温度过高可能是炎症反应造成的。

3. 水肿

皮肤出现水肿后，表皮容易在外力作用下出现破损，增加压疮的风险，需要重点观察。

4. 硬结

皮肤软组织一般不会出现大面积的硬结，如果皮肤局部出现硬结，则可能已经发生了皮下软组织损伤。

5. 疼痛

皮肤早期发生压力性损伤往往伴随疼痛出现，若患者自述局部有明显的疼痛或不适应该予以注意，查看该部位及其周围区域是否出现皮肤异常情况。

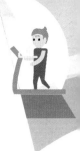

6. 干燥

干燥是压疮发生的危险因素之一。皮肤干燥可以表现为皮肤发紧、干燥脱屑、皲裂，皮肤容易瘙痒，尤其是在洗澡后会容易出现全身皮肤瘙痒。

7. 潮湿、浸润

潮湿是引起压疮的另一个重要因素。皮肤持续暴露于潮湿的环境下会造成皮肤松软，弹性下降，皮肤角质层屏障功能降低，在外力的作用下容易出现损伤。有的老年患者或生活无法自理的患者容易出现大、小便失禁，导致肛周和骶尾部皮肤受到尿液和粪便的浸渍，局部皮肤容易受损。因此对于失禁患者，应重点检查肛周和骶尾部皮肤的情况。此外，还须重点检查皱褶处的皮肤。

对于深色皮肤者，难以通过直接观察皮肤颜色的改变判断是否发生了压疮，因此需要结合以上各种观察内容进行综合判断。

二、如何做好皮肤的清洁和保护

（一）定期清洁皮肤，保持皮肤清洁干爽

保持皮肤清洁干爽，能明显提升其抵抗摩擦力的能力，同时还能疏通汗腺，抑制细菌等的生长和繁殖。因此，应至少每2~3天洗澡一次，无法洗澡的卧床患者应给予温水擦洗，保持皮肤清洁。出汗较多的患者可提高擦洗的频率，每天1~2次。清洁皮肤时应掌握好温度和力度，水温控制在35℃~40℃，选用中性或弱酸性的沐浴露，使用棉质毛巾。清洗手法要轻柔，清洁后及时擦干患者皮肤，尤其是皱褶部位的皮肤。卧床患者应保持床单干燥、清洁、平整，床单上无碎屑。应选用全棉的或丝绸床单，切忌不要让患者直接躺在橡胶单或塑料布上面。

出汗较多的患者应及时更换衣物和床单，但是不要使用爽身粉，以免堵塞毛孔。皮肤过于干燥时，可选用不含酒精的温和润肤露或橄榄油等以使皮肤保持良好的柔韧性及弹性，避免皮肤因摩擦而出现损伤。

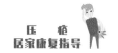

（二）不可按摩或用力擦洗有早期压疮的皮肤

早期（1期）压疮虽然表皮没有破损，但皮下组织已经出现缺血等损伤，用力摩擦往往会加重损伤，所以不可对发红皮肤进行按摩。对于1期压疮可采用赛肤润局部喷洒，有利于保护和修复受损皮肤。通常解除压力30～40分钟后，皮肤会自行恢复到正常状态。

（三）大、小便失禁患者排便后应及时清洁局部皮肤

大、小便失禁患者首先要做好大、小便的收集，避免大、小便对皮肤造成刺激。小便失禁患者可根据情况选择尿套、纸尿裤或间歇导尿的方式，大便失禁患者可根据情况选择卫生棉条、粘贴造口袋、大便管理系统收集大便。皮肤被大、小便污染后应及时用温水及中性或弱酸性（pH=5.5）的清洗剂清洗皮肤，不要使用碱性清洗液（如肥皂），有条件的患者也可以使用含有清洗液的专用湿巾进行清洁。清洗后使用皮肤保护剂（如皮肤保护膜、甘油等）保护皮肤。

（四）正确选用皮肤保护用品

可使用皮肤保护剂、橄榄油或凡士林等，将其喷于或涂抹于局部皮肤，形成皮肤屏障，避免皮肤暴露于潮湿环境中，从而降低压疮的风险。

（五）选用合适的敷料保护局部皮肤

很多研究证明，使用敷料可以保护皮肤，降低皮肤局部压力、摩擦力和剪切力。在压疮高发的骨隆突处（如骶尾部、足跟部等处），以及医疗器械接触的部位可以使用敷料来预防压疮。水胶体敷料、泡沫敷料、液体敷料都可以用于压疮的预防，具体应根据患者的个体情况及使用目的来选择。需要注意的是，使用敷料时，其他预防压疮的措施还要继续使用，同时要对敷料下的皮肤进行定期检查。至少每天检查一次，观察敷料下的皮肤有没有压疮形成的迹象。泡沫敷料最长可5～7天更换一次，水胶体敷料3～5天更换一次。当敷料破损、污染、松动移位或过湿的时候应及时更换。

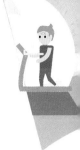

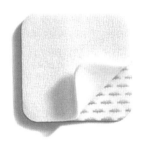

泡沫敷料

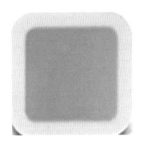

水胶体敷料

第二节 第二步：帮助患者摆放正确舒适的体位

长时间保持一种姿势会造成受压部位缺血缺氧，诱发压疮。压力大小与受压时间是压疮形成的重要因素之一，因此对于居家患者，合理放置体位，避免局部长时间受压是预防压疮的重要措施之一。

一、平卧位时的体位摆放要求

（1）除非是患者病情需要，否则应尽量避免长时间抬高床头超过30°，尽量避免半坐卧位。这是因为抬高床头超过30°时，患者由于重力作用而下滑，骶尾部会产生较大的剪切力，增加压疮发生的风险。

（2）确实因为病情需要而采取半坐卧位时，也要先把床尾摇高，再抬高床头；如果没有条件摇高床尾，可以在患者臀部下方垫支撑物如软枕等，以避免患者因下滑而产生剪切力。

（3）保持足跟悬空，不和床面接触。膝关节轻度屈曲（5°~10°），然后在小腿下方垫软枕将足跟抬起。注意不可将软垫放在跟腱处抬高足跟，避免跟腱受压坏死。

（4）卧床患者大、小便时，尽量不要让患者在便盆上停留过长时间。

（5）平卧时容易受压的部位有枕骨、肩胛骨、肘关节、脊柱、骶尾部、

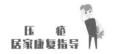
足跟等部位，应注意观察这些部位的皮肤状况。

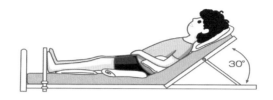

必须半坐卧位时的体位摆放要求

二、侧卧位时的体位摆放要求

（1）侧卧位时尽量选择30°斜侧卧位。

（2）将软枕或R型枕放置在背部支撑，让身体与床面呈30°。

（3）两腿间放置软枕，屈曲下肢，避免大腿粗隆、膝关节间和脚踝间过度受压。

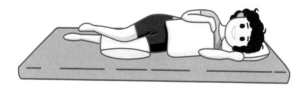

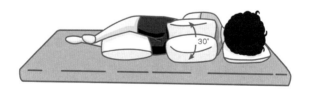

侧卧位时的体位摆放要求

三、坐位时的体位摆放要求

（1）臀部坐正，身体靠近椅背。

（2）头稍向前5°~10°。

（3）椅子高度为40~43厘米，患者坐着时大腿与身体保持90°~100°，双脚着地。

（4）椅子扶手高度合适，便于患者支撑。若躯干控制能力较差，可在患侧腋下放枕头支撑。

（5）椅子上或轮椅上要垫减压坐垫。

（6）推送患者进出较窄的空间时，要避免将患者双手放于轮椅扶手以外，以免撞伤。

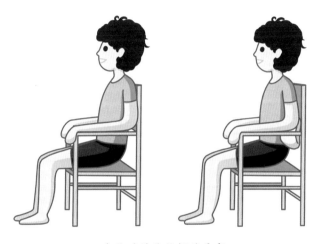

坐位时的体位摆放要求

第三节 第三步：制订一个合适的翻身计划

翻身是预防和治疗压疮最简单、有效的方法。除非因为疾病或治疗的原因限制翻身，否则所有有压疮风险或有压疮的患者都要进行翻身或体位变换，以减轻受压部位持续受压的时间和强度。对于能活动的患者，要鼓励他们积极进行自主活动；对于不能自主活动的患者，可根据具体情况和所使用的减压工具为其制订合适的翻身计划，协助他们进行体位变换。

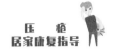

一、定时翻身

间歇性解除压力是预防皮肤长时间受压的主要措施。翻身的频率应根据患者的病情、皮肤对压力的耐受能力、活动和移动能力、患者的舒适度、所使用的支撑面而确定。一般患者应 2 小时以内变换一次体位，但长期卧床患者可通过评估其皮肤及全身情况来调整翻身的间隔时间。2 小时翻身时，如皮肤出现充血在 15 分钟内消退则认为皮肤可以承受 2 小时压力；若 15 分钟内皮肤发红不消退，翻身时间应缩短至 1 小时。

有条件的患者可以使用高级减压床垫（如高弹性泡沫床垫），使用后可以将翻身的间隔时间延长到 4 小时。

患者坐在没有减压装置的椅子上的时间，每次最长不要超过 2 个小时；坐骨结节处已经存在压疮的患者，应尽量减少坐位的次数及时间，每天坐位次数不超过 3 次，每次少于 60 分钟。

坐轮椅的患者须间隔 15~30 分钟减压 15~30 秒，患者可以用手撑在扶手或坐垫上，将臀部悬空，避免臀部长时间受压。

夜间时，根据患者的情况，尽量减少翻身的次数，以免影响患者睡眠。

二、制订翻身时间表

不同人群的病情、皮肤状况、组织耐受等情况不同，患者或家属应在医务人员的指导下制订个性化的翻身时间表，规定翻身频率、减压时间和体位等，并做好记录。即使遵照翻身时间表定时更换体位，也不能忽略对患者进行皮肤检查，这有利于确定压疮的早期表现，并确定患者对体位变换计划的耐受程度。如果皮肤的色泽改变持续存在，则应调整翻身计划，缩短翻身间隔时间。特殊人群如临终癌症患者，应采用适时翻身代替定时翻身，提高临终患者的舒适度。

自制翻身计划表

时间	体位／减压时间	皮肤状况	减压设备
8：00—10：00	仰卧位	良好	气垫床
10：00—12：00	左侧卧位	—	—
……			
……			

三、如何正确协助患者翻身

照护者在帮助患者翻身时也要做好自身的保护，保持腰背挺直，避免肌肉拉伤。翻身前移除床上的枕头、毛巾、棉被等杂物，预留翻身的空间。在给患者进行翻身和体位变换时，应抬起患者身体，避免拖、拉、拽的动作，以减少摩擦力和剪切力。有条件时可以使用一些辅助设备如过床板、翻身床单等，或是借助普通的床单协助翻身。

翻身完毕后要确认患者采取此体位是否觉得舒适，检查患者身下的床单与衣物是否平整，不平整时应抚平。

以左侧翻身为例，将患者右手放在胸前，右腿弯曲，照护者一手放在患者右侧骨盆后方施力，一手放在右侧肩胛后方施力。千万不可拉扯患者的手进行翻身，避免造成二次损伤。

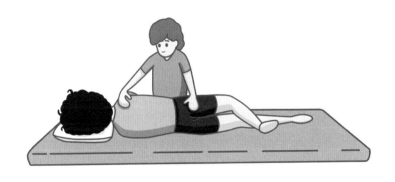

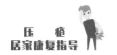
第四节　第四步：选择并使用居家减压工具

应用减压工具可以通过增加其与身体的接触面积使压力再分布，从而减轻局部的压力。常见的减压工具有全身减压装置和局部减压装置。选择并合理使用常见的居家减压工具，是减轻长期卧床患者受压皮肤处的压力、预防压疮的有效措施。下面给大家介绍一些常见的减压工具。

一、全身减压装置

全身减压装置主要是平时使用的各种床垫，如气垫床、高级泡沫床垫、交替式减压床垫、荞麦皮床垫等。床垫的机械性能要好，应具有一定的厚度及弹性，使承重面积尽量增大，并有良好的散热、吸汗、透气性能。目前，市场上有多种充气垫及气垫床可以选用，具体应根据患者的病情以及家庭条件来选择。

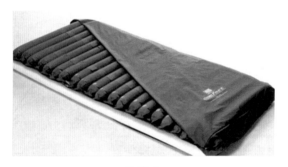

气垫床

二、局部减压装置

局部减压装置主要应用在压疮高发的骨隆突处，以减轻局部的压力。局部减压装置应用比较多，常见的有泡沫垫、记忆海绵垫、啫喱垫等。也可自制一些减压工具，如棉垫或自制米袋等。需要注意的是，应避免使用环形或圈形的减压装置，尤其是水肿、瘫痪患者；因为环形或圈形的减压装置在使用过程中会加重局部循环障碍，反而会增加压疮发生的风险。

1. 头部

当人平躺在床上时，后脑勺由于长期受压，易发生压疮。此时，应选择柔软、具有一定厚度和坡度的软枕。

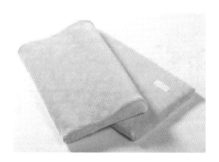

软枕

2. 四肢

长期卧床患者保持固定姿势会增加压疮发生的风险，因此需要经常变换卧床姿势，在这个过程中合理利用软枕、棉垫等可提高患者身体的舒适度。在家庭条件允许的情况下，可准备一些6~8厘米厚的海绵垫或长水枕。长水枕外层要套上一层软的棉布或毛巾。用海绵垫可避免患者肢体接触处及骨隆突处受压。

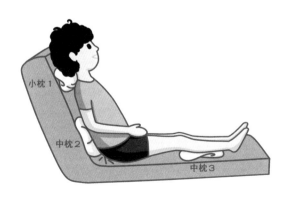

坐位时使用软枕的方法

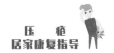

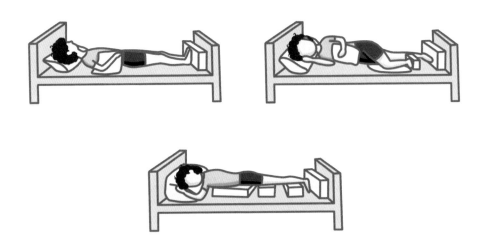

不同卧位使用软枕的方法

3. 足部

仰卧位时，在小腿处垫软垫使足部悬空，可减少足跟受压。选择透气性好的布料，用棉垫包裹足部，再用粘带固定，注意松紧度以棉垫不松散脱落为宜。如此，即使变换卧位，也可避免足跟或脚踝内外侧受压。对于比较消瘦的患者，还可以将较柔软的毛巾或手套制成简易足套套于脚上，避免趾间相互受压。

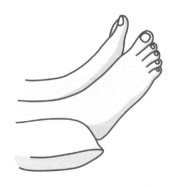

小腿处垫软垫使足部悬空

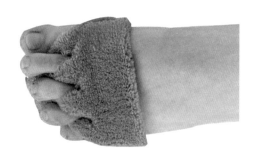

简易足套

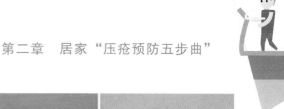

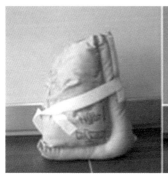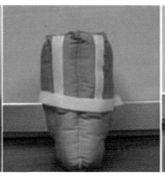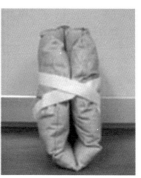

棉垫

4. 坐垫

轮椅或座椅上应放减压坐垫，避免患者直接坐在没有减压垫的座位或轮椅上。坐垫厚约 10 厘米为宜，应使用天然面料，使局部干燥透气。

第五节　第五步：科学评估并补充营养

营养不良是发生压疮的危险因素之一，也是影响压疮愈合的重要因素。如何正确评估患者的营养状况并采取正确的方式为患者补充营养，对于预防压疮的发生以及促进压疮的愈合非常重要。

一、如何科学地评估患者的营养状况

（1）根据患者的外貌、皮肤、毛发、指甲、口唇、肌肉和骨骼等，初步确定患者的营养状况。

（2）身高、体重是一项最基本而又简易的评价方法，可以反映蛋白质、脂肪和水与电解质等情况，但是患者有脱水或水肿的情况时会影响评估结果的准确性。患者可以采用标准体重计算公式计算自己的体重是否达标。

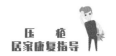
项目	营养良好	营养不良
外貌	发育良好、有精神、有活力	消瘦、发育不良、缺乏兴趣、疲乏
皮肤	皮肤有光泽、弹性良好	皮肤无光泽、干燥、弹性差、肤色过淡或过深
毛发	浓密、有光泽	缺乏自然光泽、干燥稀疏
指甲	粉色、坚实	粗糙、无光泽、易断裂
口唇	柔润、无裂口	肿胀、口角裂、口角炎症
肌肉和骨骼	肌肉结实、皮下脂肪丰满、有弹性、骨骼无畸形	消瘦，肌肉松弛无力，皮下脂肪薄，肋间隙、锁骨上窝凹陷，肩胛骨和髂骨突出

我国常用 Broca 改良公式：

标准体重 (kg) = 身高 (cm) −105

根据您的身高计算出标准体重后，将标准体重与您的实测体重进行比较。若实测体重除以标准体重 > 90%，则认为体重是正常的；80%~90% 为轻度营养不良；60%~80% 为中度营养不良；< 60% 则为严重营养不良。

（3）体重指数 (BMI)：体重指数是综合评价患者营养状态的简便可行的方法，其计算公式为：

$$BMI（kg/m^2）= 体重（kg）/ 身高^2（m^2）$$

BMI > 28 为肥胖，24 < BMI < 27.9 为超重，18.5 < BMI < 23.9 为正常，BMI < 18.5 为营养不良。

（4）体重变化：体重的下降更能反映患者的营养状况，是更重要的指标。一般认为，体重下降在 3 个月内超过平常的 5%，6 个月内下降超过 10%，就被认为存在营养不良。所以要定期为患者监测体重，观察体重变化。

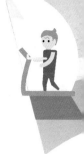

二、如何合理地为患者补充营养

（一）患者需要哪些营养物质

评估完患者的营养状况后，可以根据患者的营养状况为患者制订合理的营养补充计划。哪些营养物质才能满足患者的需求呢？

1. 热能

热能主要由碳水化合物也就是我们所说的主食，比如米饭、面条、馒头等淀粉类物质提供。正常情况下，一顿饭需要摄入的碳水化合物的量可以根据患者的拳头大小来确定，一般只需要摄入相当于自己拳头大小的淀粉类食物就够了。

2. 蛋白质

正常成年人每天每千克体重需要摄入 1 克蛋白质。对于极度消瘦的患者或是已经出现了较大的压疮创面的患者，对蛋白质的需要量增加。常见的含蛋白质丰富的食物有瘦肉、蛋类、牛奶、豆制品等。一般情况下掌心大小、小指厚的一块瘦肉含蛋白质约为 50 克。特殊患者可以补充蛋白粉以增加蛋白质的摄入。

3. 脂肪和糖

脂肪和糖主要供给人体能量，脂肪也提供人体必需的脂肪酸。每天摄入拇指尖大小的脂肪量就可以满足机体的需求了。

4. 维生素

老年、骨折患者应该补充维生素 D，海鱼、蛋黄、瘦肉、牛奶都是含维生素 D 比较丰富的食物。其他维生素每天的需要量为维生素 B_1 20~40mg，维生素 B_2 20~40mg，维生素 B_6 25~50mg，维生素 C 50~100mg。

5. 电解质和微量元素

患者要定期监测血液生化指标，如钾、钙、镁等，根据测定的结果进行补充。含钾丰富的食物有橙子、香蕉、菠菜、海带等；含钙丰富的

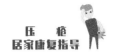

食物有牛奶、虾皮、海带、豆腐等；含镁丰富的食物有苔菜、坚果等。

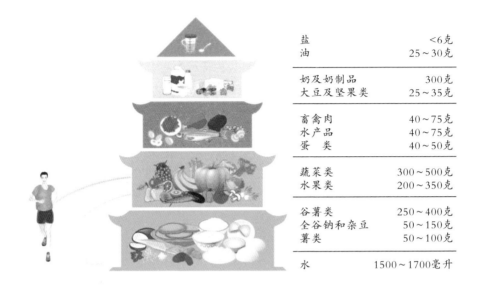

盐	<6克
油	25～30克
奶及奶制品	300克
大豆及坚果类	25～35克
畜禽肉	40～75克
水产品	40～75克
蛋　类	40～50克
蔬菜类	300～500克
水果类	200～350克
谷薯类	250～400克
全谷钠和杂豆	50～150克
薯类	50～100克
水	1500～1700毫升

中国居民膳食宝塔（2016）

锌元素可以促进伤口愈合，因此可以适当补充硫酸锌，但是要根据推荐量补充，避免过量。

总之，居家患者可以根据《中国居民膳食指南（2016）》的推荐合理膳食，少量多餐，荤素搭配，每天应该至少摄入12种及以上的食物。早餐宜有1~2种以上主食、1个鸡蛋、1杯奶，另有蔬菜或水果。中餐、晚餐宜有2种以上主食，1~2个荤菜、1~2种蔬菜、1种豆制品，以满足机体对不同营养物质的需求。

（二）给患者补充营养的方式

补充营养的方式有自然经口进食、肠内营养、肠外营养三种，要根据患者的具体情况选择合适的方式，以达到最佳的营养支持效果。

如果患者自己能够咀嚼和吞咽，可以选择经口进食，尽量选择自然经口进食的方式补充营养。可以根据患者的咀嚼和吞咽能力，将食物制成流质、半流质、软食、正常饮食等不同的形式。进食前一定要正确评估患者的吞咽能力，避免因为饮食不当造成患者误吸。对于极度消瘦、压疮创面较大等营养需求量较大的患者，如果普通的饮食无法满足患者的营养需求，可以选择增加一些营养素作为正常饮食的补充。

如果患者存在消化不良的情况，正常的饮食无法满足其营养需求，可以给患者选择要素饮食，如能全力、百普素等。要素饮食是由已经预先分解的营养成分组成的，比如短肽或氨基酸单体、中短链脂肪酸、多聚糖、各种维生素等。要素饮食不需要经胃肠道消化，可以直接由肠道吸收以补充患者所需的营养。

如果患者存在咀嚼和吞咽障碍，但是患者的肠道功能正常，可以采取插胃管鼻饲，或者是行胃造瘘或空肠造瘘进行肠内营养。

总之，在患者胃肠道功能正常的情况下，尽量选择经口进食或肠内营养以补充患者的营养需求。只有在胃肠道完全没有功能，如肠瘘、肠梗阻、弥漫性腹膜炎、胰腺炎等情况下，才考虑选择肠外营养的方式，就是通过静脉滴注补充营养。

在本章的讲述中，我们了解了预防压疮的主要措施，包括检查并做好皮肤护理，帮助患者摆放正确舒适的体位，制订一个合适的翻身计划，选择并使用居家减压工具以及科学评估并补充营养等。希望每一位居家患者都能够做好这五步曲，避免压疮的发生，提高生活质量。

（刘　媛）

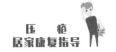
第三章　脊髓损伤患者居家压疮预防与护理

　　提起脊髓损伤，可能很多人并不了解这个疾病，甚至将脊髓和骨髓混淆。脊髓是中枢神经的一部分，如果告诉大家脊髓损伤后肢体不受神经支配，可导致终身瘫痪，高位瘫痪的人连手脚都动不了，你一定会感叹这个病太可怕了！

　　世界卫生组织非传染性疾病、残疾、暴力和伤害预防司司长艾蒂安·克鲁格表示："脊髓损伤是在治疗上极为复杂的病症并且会影响生活，但是脊髓损伤又是可以预防的，脊髓损伤患者也可以存活，而且不必因此而丧失良好的健康和社会参与。"的确，脊髓损伤患者经过急性期、恢复期的治疗与康复，最后将重返社会、回归家庭，他们中的大多数人仍然能够参加适当的社会活动，做一个对社会和家庭有用的人。在整个康复过程中，如何正确护理，减少患者的并发症，提高患者的生活质量，是十分重要的。压疮是脊髓损伤患者的常见并发症之一，往往给患者及其家庭带来很大的痛苦和经济负担。这一章我们就一起来了解一下脊髓损伤患者在家里如何进行压疮预防与护理。

第一节　认识脊髓和脊髓损伤

一、了解脊髓的结构与功能

　　在我们身体"中轴线"脊柱的内部，自上而下形成一条纵行的椎管，脊髓就在这条椎管里面，被层层保护着。脊柱外伤时，常合并脊髓损伤。脊髓是中枢神经的一部分，呈长圆柱状，全长 41~45 厘米。脊髓上端与颅内的延髓相连，下端慢慢变细呈圆锥形，再向下延长为细长的终丝，固定在尾骨上。在人的发育过程中，脊柱的生长速度比脊髓快，成人的脊髓终止于第一腰椎下缘或者第二腰椎上部（初生儿则平第三腰椎），一般第一腰椎以下已经没有脊髓（男性）。脊髓两旁发出一对对的脊神经，通过脊椎骨两边的椎间孔分布到全身皮肤、肌肉和内脏器官，而腰、骶尾部的神经根几乎垂直向下，在椎管内形成马尾。如果将脊髓横着切开，中央是呈蝴蝶形或者"H"状的灰质，里面是神经细胞，周围是白质，是传导运动和感觉的有髓鞘神经纤维。

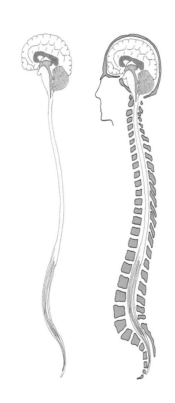

脊髓

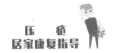

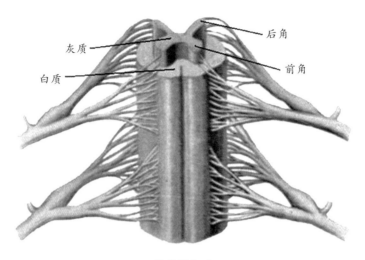

灰质

白质

后角

前角

脊髓横切面

脊髓是大脑和周围神经之间的桥梁，它的活动受大脑控制。如果说大脑是司令部，脊髓就是联络站。全身细胞受到感觉刺激，比如冷、热、痛等，感觉刺激通过脊髓告诉大脑，大脑经过分析判断，再发出指令通过脊髓传递给全身细胞。例如当膀胱内尿液积聚到一定量时，就会刺激膀胱壁上的压力感受器，使感受器感受到膀胱内压力变化而产生信号，信号传到脊髓的排尿中枢，但排尿中枢是否排尿要等待大脑的指令。同时，信号通过脊髓上传到大脑，使人产生尿意。大脑收到需要排尿的信号后，会判断周围环境是否适宜，如果环境适合，大脑发出指令传到脊髓的排尿中枢，然后指令再传到膀胱，引起排尿反射，完成排尿。如果外界环境不适宜（如当时无厕所），大脑就会发出必须憋尿的信号，暂时抑制脊髓的排尿中枢，等环境允许时再排尿。如果脊髓受到损伤，上面的指令传不下去，下面的情况反映不上来，后果之严重就可以想象了。

脊髓不仅传递信号，还可执行一些简单的反射活动，即我们常说的下意识行为，也就是直接根据全身细胞的刺激，不经大脑就独立做出反应，同时向大脑报告。当全身某处细胞感受到了强烈刺激，可能危及自身安全的时候，如手指遇到了火、针、电等刺激时，会反射性地缩回去，这个过程就是由脊髓下达指令完成的。脊髓是许多简单反射活动的低级中枢，是交感神经和副交感神经的低级中枢，如血管运动、发汗中枢，排尿、排便中枢等。这种反射调节功能是初级的，不能很好地适应生理需要。例如，基本的排尿可以进行，但排尿不受意识支配，而且排尿也不完全。所以，更完善的内脏活动必须有较高级中枢的参与。

二、为什么会发生脊髓损伤呢

脊髓损伤到底是一种怎样的疾病呢？它是指由外伤、疾病等各种原因引起的脊髓结构和功能损害，导致损伤平面以下正常运动，感觉，大、小便，自主神经功能的障碍，是一种严重的致残性疾病。脊髓损伤患者中男性明显多于女性，男性是女性的 2.5 ～ 6 倍。很多脊髓损伤是由外伤引起的，如车祸、高空坠落、运动损伤、跌倒、重物砸伤、暴力伤等导致脊髓受压甚至完全断裂，男性多从事与这些高危险因素有关的工作。我们熟知的运动员桑兰、汤淼，舞蹈家刘岩等都是因外伤导致了脊髓损伤。老年人因跌倒导致脊髓损伤的也不少见，特别是伤及颈椎的高位损伤。脊髓损伤有两个发病年龄高峰，第一个高峰是 15 ～ 29 岁的青年人，第二个高峰是大于 65 岁的老年人。非外伤性的脊髓损伤主要由脊髓炎症、肿瘤、血管性疾病等引起。

随着世界各国经济水平的发展、交通事故的增多，以及人口老龄化，脊髓损伤的发生率呈现逐年增高的趋势。我国 2001 年脊髓损伤患者总数已达 40 多万人，并且每年有 1 万多例新增患者。全球每年有 50 万人发生脊髓损伤，其中 90% 的脊髓损伤来自道路交通事故、坠落和暴力。

三、脊髓损伤的主要临床表现有哪些

脊髓损伤根据损伤程度可以分为完全性瘫痪和不完全性瘫痪。脊髓损伤患者的临床表现主要取决于脊髓损伤的部位和程度，而并非看上去的只有肢体瘫痪那么简单。患者主要表现为损伤平面以下的肢体肌力下

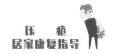

降或丧失，不能随意地活动手脚；有的肌张力很低，肌肉松弛，有的肌张力很高，肌肉发硬、痉挛；对疼痛、冷热、触摸及自己身体在什么位置的感觉减弱或消失；大、小便障碍；部分患者会出现瘫痪肢体剧烈疼痛、感觉过敏。高位损伤可出现呼吸困难、咳嗽无力、心率慢、血压低、发热、自主神经反射亢进引起血压突然增高等。单纯的脊髓圆锥损伤表现为会阴部皮肤感觉缺失和大、小便失禁，下肢活动无明显影响。马尾神经损伤多是不完全性的，可导致损伤平面以下运动、感觉丧失，膀胱无力，膀胱的排空须通过增加腹压（用手挤压腹部）或用导尿管排空尿液，大便可同时出现便秘和失禁。

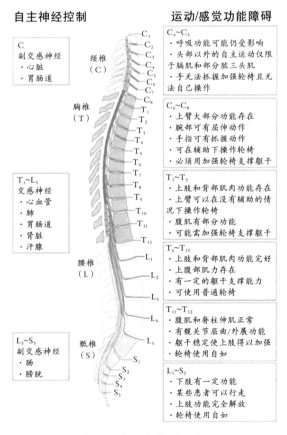

各节段脊髓损伤的后果

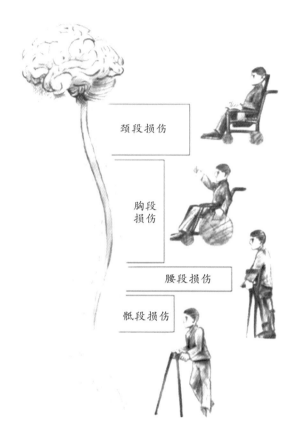

各节段脊髓损伤的运动功能

除了脊髓损伤部位的影响，损伤程度的不同也使患者保留的感觉、运动功能也不同。目前脊髓损伤的评定广泛使用美国脊髓损伤协会（ASIA）制订的《脊髓损伤神经学分类国际标准》。ASIA 评定包括完全性和不完全性、运动平面、感觉平面的评估，并根据评分将脊髓损伤分为五级，以骶段感觉、运动是否消失（会阴部感觉与肛门指检时肛门收缩是否存在）为准。运动平面是指身体两侧均具有正常运动功能的最低脊髓节段，感觉平面是指身体两侧有正常的针刺觉和轻触觉的最低脊髓节段，神经损伤平面是指身体两侧有正常的感觉和运动功能的最低脊髓节段。对应表格里的内容可以清楚地判断脊髓损伤的程度。

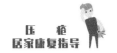
表 3-1　ASIA 脊髓损伤分级

级别	脊髓损伤类型	运动、感觉功能
A	完全性损伤	S_4~S_5 区无任何感觉和运动功能
B	不完全性感觉损伤	S_4 ~ S_5 区无运动功能，但有感觉功能
C	不完全性运动损伤	S_4~S_5 区有运动功能，损伤平面以下超过一半的关键肌肌力 <3 级（0 ~ 2 级）；S_4~S_5 区有感觉功能无运动功能，但运动平面下三个平面有运动功能保留
D	不完全性运动损伤	损伤平面以下有运动功能保留，且至少有一半的关键肌肌力 ≥ 3 级
E	正常	感觉功能和运动功能均正常

第二节　脊髓损伤患者发生压疮的概况

脊髓损伤患者在急性期和康复期都有可能面临各种并发症，包括呼吸衰竭和呼吸道感染、尿路感染和结石、压疮等。每一种并发症都可能反复出现，困扰患者终身。压疮是最早、最常见的一个并发症。不同于其他疾病，脊髓损伤患者一旦发生压疮，如处理不及时则进展非常快，很容易变成深度压疮，难以愈合；严重者还可继发感染引起败血症，甚至危及生命，给康复训练带来困难，持续影响患者的身心健康和生活质量，增加医疗费用。

一、居家脊髓损伤患者发生压疮的概况

脊髓损伤患者被公认是发生压疮的高危人群，压疮是患者终身都需要注意的问题。研究显示，居家卧床的脊髓损伤患者压疮发病率高达20% ~ 50%，85% 的脊髓损伤患者至少发生过一次压疮。压疮可能导致感染、骨髓炎等并发症，死亡率为 8%，因此不可小觑。

国内专家对脊髓损伤患者 3 ~ 5 年的调查发现，压疮最容易出现在

脊髓损伤初期，特别是发病 2 ~ 3 周内；损伤后期，患者已经离床活动，卧床时间缩短，压疮的发病率按说应该比早期大幅下降，但压疮发病率仍然可高达 47%。因此很多脊髓损伤患者因为发生重度压疮而再次入院治疗。

二、脊髓损伤患者压疮的临床特征是什么

脊髓损伤患者压疮的临床特征为：①无痛；②伤口边缘硬而干燥，轮廓常呈圆形或火山口状；③从表皮扩延到皮下及深部组织，有潜行或窦道；④压疮伤口肉芽组织常呈灰白色，伴继发感染时有恶臭分泌物或脓性分泌物流出，分泌物穿入深部组织，使肌腱和骨膜出现炎性改变、增厚、硬化，并可破坏其骨质及关节。

由于患者不能自行任意改变体位，如果没有人帮忙就会一直处于被动体位，也感受不到压迫造成的疼痛，所以容易发生压疮。而且压疮面积大，不容易控制，极易发展为深度压疮。

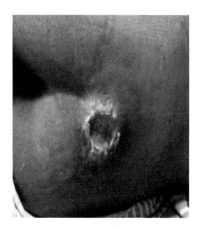
火山口状压疮

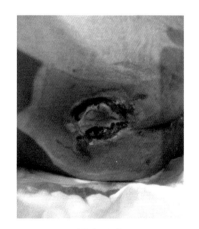
深度压疮

三、脊髓损伤患者压疮的好发部位

有骨头突出的地方就是压疮的"阵地"。骨隆突部位以及骶尾部是

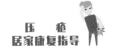
卧床患者身体重力的主要支撑点、受力点，骶尾部由于没有肌肉附着，又缺乏脂肪保护，紧贴床面，长期受压力、剪切力的作用，加上血液循环障碍而容易发生压疮。卧位时后脑枕部、脊柱中间的一个个棘突、骶尾部、坐骨结节、股骨大转子、足跟、臀部发生压疮最多，坐位时发生部位以坐骨结节部、骶尾部、足部最多。

第三节 为什么脊髓损伤患者容易得压疮

我们常常困惑对于脊髓损伤患者压疮为什么说来就来呢？细究之下就会发现原因各种各样，比如骶尾部有点发红但没有在意；最近患者腹泻，擦肛门的次数增多；坐轮椅的时间有点长；更换照护者，翻身不勤不到位；家属忙着干活没有给患者定时翻身，等等。只有搞清楚脊髓损伤患者易患压疮的原因，然后才能做到防患于未然。下面为大家列举的是脊髓损伤患者容易发生压疮的主要原因。

一、运动障碍

脊髓损伤的位置越高，发生压疮的风险越高。高位颈髓损伤后，引起双上肢和双下肢同时瘫痪称为四肢瘫痪。这类患者不能自主运动，全部活动需要他人帮助，否则就只能固定在一个姿势。胸、腰髓损伤引起双下肢瘫痪称为截瘫，经过康复训练后患者可自己或在家人的帮助下翻身或独立翻身，因此其压疮的发生率较颈髓损伤患者压疮的发生率低。

脊髓损伤程度越重，压疮发生的风险越高。不完全性损伤的患者保留部分感觉、运动功能，压疮相对较少发生。完全性截瘫患者发生压疮的危险性是非完全性瘫痪患者的 4 倍多，特别是没有定期练习站立的患者更易发生压疮。

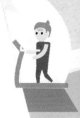

运动障碍导致患者卧床时间大大增加，仰卧时骶尾部、足跟的压力增加，侧卧时髋部承受的压力最大，后期患者离床活动，卧床时间缩短，坐轮椅时间增加。在脊髓损伤人群中约90%的患者终身依赖轮椅行动，身体活动受到限制，上半身的力量集中在坐骨结节和骶尾部处，坐骨结节的最大压强可达8~69.2千帕。当皮肤承受的压力超过毛细血管动脉端压力的两倍，且压力持续1~2小时，组织血流受阻，会引起组织缺氧；受压超过2小时，可出现不可逆的缺血，最后导致坏死，形成压疮。高压短时间的压迫与低压长时间的压迫都会对组织造成很大的危害，切不可大意，不要以为只有时间长了才可能发生压疮。

卧床时抬高床头或半坐位时，身体有向下滑的倾向，坐轮椅时身体也有前移和向下滑的倾向，坐骨结节和骶尾部的皮下组织上下层移位，组织内的血管扭曲、拉伸，使供血受阻，对深部组织危害更大。如果说压力是将血管压扁，剪切力就是把血管扭曲。

由于运动障碍，患者上肢力量不足时，需要借助他人进行床和轮椅转移。如果照护者体力不够，而且不懂得省力的技巧，对患者生拉硬拽，产生摩擦力，会损害皮肤的角质层，破坏皮肤的保护屏障。摩擦力和剪切力总是并存的，有剪切力时一定有摩擦力。

二、感觉障碍

感觉障碍合并活动功能下降也是截瘫患者发生压疮的主要原因。一个正常人久坐后会感到臀部疼痛或酸麻，腰部不适，信号传输到大脑，人随之会自动变换体位，站起来或者移动臀部找到最舒适的位置以缓解压力。脊髓损伤后，信号传导通道中断，损伤平面以下失去神经支配，感觉减退或者感觉完全消失，患者对受压产生的痛觉减弱或消失，自主减压保护机制丧失。持续的压力作用会造成局部组织缺血缺氧，导致压疮发生。

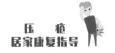

三、血液循环差

肌肉和血管失去神经支配后，肌张力下降，穿行在肌肉中的血管失去了正常肌肉泵的挤压作用，血流变得迟缓。并且血管失去神经支配后收缩和舒张功能丧失，皮肤血液局部循环障碍诱发微血栓形成及营养下降，造成组织坏死，容易出现压疮。如果积极乐观地进行运动训练，减少卧床时间，经常变换体位，可以加速血液循环，增强体力和耐力，提高免疫力，并保持心情愉快，能够直接或间接地减少压疮的发生。

四、皮肤组织发生改变

大、小便浸染使皮肤的 pH 发生改变，皮下脂肪减少，表皮血流量下降，造成皮肤营养差，皮肤松弛，出现脱皮，角质层变薄，导致皮肤对摩擦力和压力刺激的耐受性下降，是发生压疮的不利因素。

五、营养不良

截瘫患者往往由于卧床时间长、食欲减退、饮食限制、疼痛、便秘或失禁多种原因导致食物摄入不足，蛋白质合成减少但分解增加，从而发生营养不良。低蛋白可造成组织水肿，引起血液循环障碍而出现压疮。水肿的皮肤由于弹性、顺应性下降，更容易擦伤。发生压疮后，低蛋白血症又会影响伤口的愈合。

六、潮湿

脊髓的骶 2~ 髓 4 节段有排便中枢，损伤后会引起大、小便失禁，尤其是颈髓损伤患者极易发生大、小便失禁。大、小便失禁后排泄物如不及时清理，会使患者会阴部、臀部皮肤处于潮湿状态，引起皮肤软化发白，弹性和光泽度下降，抵抗力下降。而频繁擦洗也会破坏皮肤角质层的屏障功能，使皮肤变薄，容易发生感染，更容易被剪切力和摩擦力所伤。

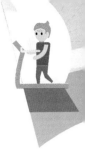

七、患者的心理状态

脊髓损伤患者常常存在焦虑、抑郁、悲观的心理。他们对康复效果不满意，对未来的生活不确定，担心无人照顾，经济负担重，对自身的健康不关心，不配合压疮的护理，不能主动预防压疮，皮肤出现潮红、淤红时不重视，因此发生压疮的危险高于心理状态正常的患者。

八、合并症

中老年脊髓损伤患者常伴有各种合并症，如糖尿病、恶性肿瘤、肾功能不全、阻塞性肺疾病、血管炎等，这些合并症不仅增加了发生压疮的风险，更延缓了伤口的愈合。

九、辅助用具的使用

在康复期病情稳定后，弹力袜、轮椅以及某些矫形器具的应用也增加了患者发生压疮的可能性。穿戴抗血栓弹力袜是常用的护理手段，但如果弹力袜穿着不正确，比如袜子不平整、袜子的脚趾端开口处过紧，反而会使局部发生压疮。下肢瘫痪患者为预防足下垂时常需要佩戴足托，当足托的材质较硬、大小不合适、衬垫位置不佳、患处肿胀或摩擦时会增加压疮的风险。

十、家庭支持

许多脊髓损伤患者生活完全不能自理或部分不能自理，需要一定的生活照料，特别是高位截瘫患者。家属虽然在医院受到了一些护理方面的培训，但因理解能力有限、缺乏压疮预防的知识和技能、压疮防范意识差，这些因素导致他们不能及时给患者减压、翻身，或缺乏有效的翻身技巧，或者翻身不到位，出现拖、拉、拽等情况而损伤患者皮肤。经济状况较差的家庭往往缺乏护理设施，如气垫床、移动患者的用具及用

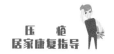
于压疮的敷料等。另外，我国目前的社区护理覆盖面小、服务能力有限，很少有患者能够得到医护人员上门的专业指导。

第四节　居家康复，如何做到远离压疮

压疮预防主要包括两方面：首先识别患者存在的危险因素，然后针对存在的风险采取有效的预防措施。

一、识别危险因素

长期照护者要熟悉患者的病情，经常询问、细心观察和仔细检查，做到以下三点。一知：知道患者的活动能力，感觉水平，翻身能力，移动能力，卧床和坐轮椅持续时间，日常饮食结构，每日饮食量，每日大、小便情况，出汗量；二视：观察患者对疼痛刺激的反应，大、小便失禁量，患者半卧位或坐轮椅时有无下滑情况，下肢有无水肿，全身皮肤色泽；三查：每天至少检查患者皮肤的清洁和完整情况两次，检查床单的清洁及干燥情况，检查患者皮肤温度觉、痛觉和弹性、潮湿度及四肢力量，进而判断压疮发生的风险有无增加，从而有所预防。

二、做好预防措施

（一）减轻压力

1. 定期翻身

翻身的频率应该视患者的病情、活动能力决定。一般每2小时翻身一次。皮肤已经潮红、有水肿、消瘦的患者要缩短翻身时间，可半小时翻身一次。在床上或轮椅上使用减压装置或敷料可以使患者身体的压力重新分布。床垫不能过硬，床上最好使用气垫床减压。气垫床可增加身体与床面的接触面积，气垫下也要有床垫缓冲，避免床板太硬床垫充气不足。同时用软枕或海绵圈抬高踝部使足跟全部悬空，避免足跟处压出水疱。在肩胛骨、耳廓、骨隆突和腋下、腹下等易受压的部位垫软枕。协助患者侧身时，要有足够的翻转空间。对于肥胖的人，侧卧时须使用软枕支持垂下来的腹部皮肤，避免受压。翻身后一定要将身下压着的衣服和床单抚平。家属在家中可用本子记录患者翻身的时间和体位，即使是半夜也要记得定时帮助患者翻身。

2. 减压方法

可用软枕和楔形海绵垫进行减压。侧卧位时使用楔形海绵垫，保持不超过 30°的侧卧姿势，双下肢屈曲稍错开，两膝间垫小软枕。根据力学平衡原理，患者 30°斜侧卧位时增加了身体与床面的接触面积，每一块皮肤所承受的压力下降，身体比较舒展，患者更加安全舒适，而且可以有效减轻或避免骨隆突部位受压。坐位减压：患者半卧位或坐位时，每次不超过 30 分钟，坐位时应特别注意患者的体重分布和双脚的支持；对于坐在床上或椅子上可以自己变换姿势者，应当提醒他每 15 分钟抬起一侧臀部缓解一下压力。患者坐轮椅时也要定时做减压动作，即用双手支撑在轮椅扶手上，撑起臀部，每半小时撑起减压 1 次，每次持续 1 分钟。也可做斜倚在轮椅上、前倾身体、左右摇摆的动作以减少臀部压力。在患者学会支撑以前，或颈髓损伤患者不能撑起时，可由家属在轮椅后面每半小时抱起患者减压 1 次。

（二）减少或避免剪切力和摩擦力

骨隆突处使用透明敷料或水胶体敷料可减少摩擦力。老年患者的足跟部贴水胶体敷料或透明敷料能够显著减小剪切力，但不能减小足跟的压力，因此仍然需要抬高足跟。有下滑倾向的患者，可在小腿下垫软枕，使身体呈凹形，脚底再放一个软枕防止下滑。坐轮椅时，臀部靠近椅背，要保持身体坐正，使身体的重量均匀分布在臀部和大腿上。选用厚度至少 5cm 的轮椅坐垫，如海绵垫或水垫，有利于防止坐骨结节处的压疮。身体不要歪斜，以免造成压力分布不均；臀部不要远离椅背，以免身体

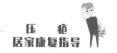
下滑。搬动患者时动作要轻柔，使用床单或专用的吊床改变体位或转运患者，既省力又可避免因牵拉或拖拽造成的摩擦损伤。

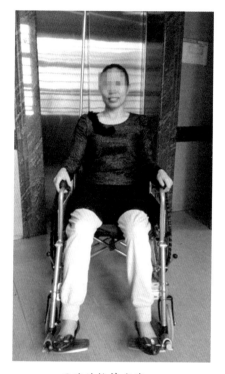

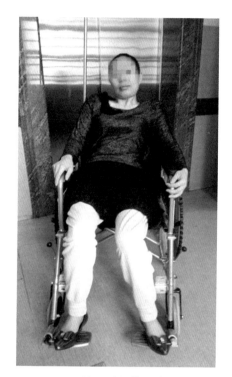

正确的轮椅坐姿　　　　　　　　　　　错误的轮椅坐姿

（三）鼓励患者活动

　　腰、骶段脊髓损伤患者可加强主动锻炼，参加一些力所能及的活动，以改善肢体血运。如果患者上肢未瘫痪，可定时自行按摩受压部位的皮肤，练习床上坐起，搬动下肢翻身，用双手撑起躯干、抬起臀部。如果是高位截瘫患者，家属要定时帮患者做一些肢体的被动活动，以促进血液循环。

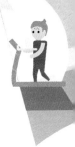

（四）潮湿管理

出汗多的患者，要使用柔软的毛巾擦拭汗液，每天用温水擦洗身体 1 次。有大、小便失禁者用温水擦拭即可，不要使用碱性肥皂，因其会在皮肤表面形成碱性环境，将增加组织损伤的风险。使用失禁皮肤保护剂，如乳霜、软膏、糊剂和能够形成保护薄膜的液体，以保护皮肤。会阴部和腋窝擦干后可喷洒一层薄的皮肤保护粉，保持皮肤清洁干爽。漏尿的男患者可在阴茎上绑尿袋或套上尿套再连接尿袋；女患者可使用柔软、吸收性好、表面干爽的贴身纸尿裤。如果漏尿严重，可考虑重新去医院插回尿管。严重的大便失禁增加压疮风险或导致压疮加重时，也可考虑留置肠管引出粪便。

（五）营养管理

加强营养支持，选择高蛋白、高热量、易消化吸收的食物，如鱼类、蛋、牛肉等，多吃蔬菜和水果，防止患者出现贫血和低蛋白血症，补充维生素和微量元素。

（六）居家防压疮教育

在患者即将出院回家前，护士应该加强对患者及家属进行有关压疮知识的健康教育，如压疮危害、危险因素、发生原因、发展与转归、预防及护理的相关知识，以及压疮预防的误区等。通过病例介绍、发放宣传手册等方式提高患者及家属对压疮的认识，引起他们的重视。教会患者和家属正确的床上翻身动作，告知体位变换的方法，指导患者及家属观察受压皮肤的方法，从而提高其预防压疮的知识与技能，有利于居家预防压疮。护理人员要定期进行电话随访，发现患者有压疮问题时，可通过视频进行指导。家属也要知道有压疮问题时应该如何获得专业人士的帮助。

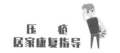
第五节　已经发生了压疮，该如何治疗

　　既然压疮如此"青睐"脊髓损伤患者，那么如果不小心发生压疮了该怎么办？只有及早进行有效处理，防止压疮进一步发展，才能尽快促进伤口愈合。

一、1 期压疮

　　处理 1 期压疮，最重要的是要减压，避免压疮部位继续受压，观察局部发红的皮肤颜色消退的情况，避免压疮加重。

　　局部可以不使用任何敷料，也可以使用透明敷料、薄的水胶体敷料或是液体敷料（如赛肤润）。透明敷料具有半通透性，允许氧气和水蒸气透过，阻止水和细菌通过；此外能够很清楚地观察伤口的情况，还可以减小局部的摩擦力。水胶体敷料和赛肤润可以促进局部的血液循环，改善缺血缺氧情况。使用泡沫敷料也可以减压，保护皮肤不受摩擦力影响，但因为其不透明，因此需要每天都打开敷料检查皮肤情况，以免发生了压疮还不自知。不要大力按摩发红部位，以免加重组织损伤。

二、2 期压疮

　　如果压疮部位表皮破损，创面颜色红润，应先用生理盐水清洗伤口后再使用敷料，要根据伤口大小、渗液量的多少、部位等选择合适的敷料。对于无渗液或渗液少的伤口，可在外面贴水胶体敷料，这样能够加速伤口愈合，但不要粘贴伤口基底，这样易于去除。对于有中等渗液的伤口，可使用有边的软聚硅酮泡沫敷料，这样既可以吸收渗液促进伤口愈合，又可以减压。如果伤口表面有黄色、褐色分泌物并有臭味，需要先清除压疮创面的坏死组织后再处理。使用敷料后，不要频繁揭开敷料，以免影响伤口修复。有的敷料打开后很难再密闭粘贴，需要更换，会造成浪费。

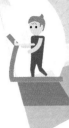

一般每3~5天更换一次敷料，渗液较多的可缩短更换时间。

如果有水疱，对于直径大于5毫米的、里面液体大于0.5毫升的水疱，应先将水疱内的液体全部抽净，然后用无菌棉签挤压出里面剩余的液体，再粘贴透明敷料或水胶体敷料，待水疱内的液体被吸收后去掉敷料。对于直径小于5毫米的水疱，不用抽吸里面的液体，可直接粘贴透明敷料或水胶体敷料，待水疱内的液体被吸收后再去掉敷料。

三、3期及以上压疮

对于3期及以上压疮，最好去医院的造口门诊由专业人员予以处理。因为3期及以上压疮一般面积比较大，伤口里面可出现窦道、潜行，处理不当可能会造成创面感染。而使用粘贴敷料很难治好，可能需要使用封闭负压技术，治疗的时间会很长。

（王颖敏）

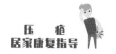
第四章　轻松识别六大类压疮

按照压疮的进展程度，我们可以将压疮分为六大类，分别为：1 期压疮、2 期压疮、3 期压疮、4 期压疮、不可分期压疮、深部组织损伤压疮。每一类压疮都有其特点，不同类别的压疮其处理措施也有所不同。因此，对于居家患者，了解不同类别压疮的特点，正确识别，有利于及早采取正确的处理措施，避免压疮进一步发展。下面，我们将带您轻松识别六大类压疮。

第一节　1 期压疮

一、1 期压疮的特点

局部皮肤完好，皮肤发红，用手指压皮肤，移开手指，皮肤不变白。深色皮肤人群可能看不出指压前后皮肤颜色差异。在观察到皮肤出现改变前，指压红斑变白或者感觉、皮温、硬度的改变可能更先出现。因此，如果您的皮肤颜色较深，可能需要通过触摸受压皮肤，感受皮肤温度是否增加、是否变硬来判断。如果皮肤温度比周围温度高，皮肤变硬，那么此时要警惕可能会出现 1 期压疮。需要强调的是，这一期的颜色改变为皮肤变红，不包括紫色或栗色变化，因为出现紫色或栗色提示可能存在深部组织损伤，而不是 1 期压疮。

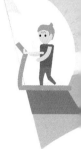

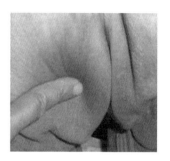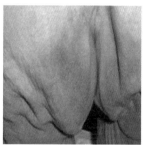

手指压皮肤，皮肤不变白

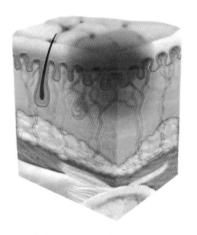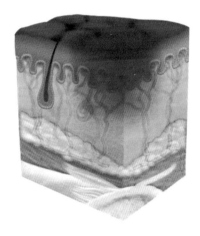

浅色皮肤 1 期压疮示意图　　　　　　　　深色皮肤 1 期压疮示意图

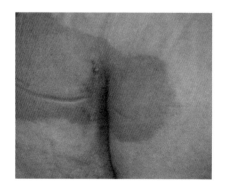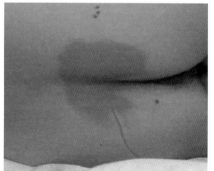

1 期压疮照片

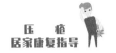

二、1 期压疮的处理

如果出现了 1 期压疮，最有效的方法是翻身，改变体位，避免该部位继续受压。1 期压疮是可逆的，通常经过积极减压，皮肤就能恢复到正常状态。如果这一期压疮发现不及时，受压部位没有及时得到减压，那么受压部位会进一步缺血缺氧，导致更深处的损伤，转变为其他类型的压疮，此时处理起来将会更加麻烦。

第二节　2 期压疮

一、2 期压疮的特点

皮肤分为表皮、真皮、皮下组织。2 期压疮时皮肤的损伤已经到达真皮层了，此时伤口表面是有活性的，呈粉色或红色，是湿润的；另外也可表现为完整的或破损的浆液性水疱，即水疱内为黄色清亮液体，而不是红色血性液体。若水疱内为红色血性液体，则为深部组织损伤压疮。2 期压疮伤口处看不见脂肪及更深部组织。这一阶段看不到肉芽组织、腐肉、坚硬的痂皮。

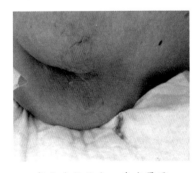

部分皮层缺失，真皮暴露

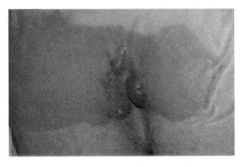

浆液性水疱（非血性水疱）

2 期压疮照片

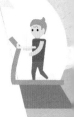

值得注意的是，2 期压疮应与皮肤潮湿导致的皮肤损伤区分，比如失禁性皮炎、皱褶处皮炎，以及使用医疗黏胶导致的皮肤损伤或者其他创伤伤口（皮肤撕脱伤、烧伤、擦伤等）。

二、2 期压疮的处理

出现 2 期压疮，说明我们没有及时发现 1 期压疮并对其进行干预。出现了 2 期压疮，不必过于紧张，通过专业人员的积极处理，例如可以通过抽吸水疱液，粘贴水胶体或者泡沫敷料保护皮肤，促进表皮恢复，再配合积极的翻身、变换体位，破损的皮肤通常是可以得到修复的。

第三节 3 期压疮

一、3 期压疮的特点

到了 3 期压疮，损伤程度进一步加重，此时全层皮肤缺失，常常可以看见脂肪、肉芽组织，或是看见腐肉或焦痂。身体不同位置组织损伤的深度存在差异，脂肪丰富的区域会发展成深部伤口。这一阶段的压疮不会有筋膜、肌肉、肌腱、韧带、骨头的暴露。值得注意的是，在一些缺乏脂肪组织的部位，或是极度消瘦的患者，可能看上去很浅的伤口，实际上已经达到了 3 期压疮或更深的程度。

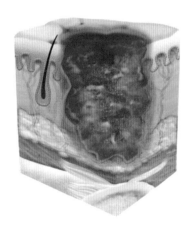

损伤深度达到黄色脂肪组织

3 期压疮示意图

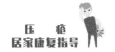

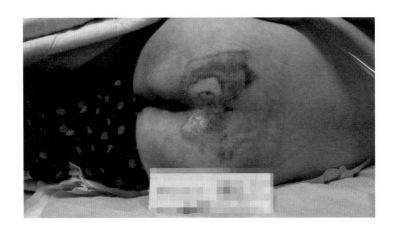

全皮层缺失，伤口表面出现黄色脂肪组织

3 期压疮照片

二、3 期压疮的处理

发展到 3 期压疮，处理难度进一步加大。此时，针对创面失活组织，我们需要进行清创，去除坏死组织，促进新生组织生长。同时使用一些新型敷料促进新生组织生长，保持伤口湿度平衡。如果伤口存在感染的情况，还需要使用抗感染药物，只有消除感染，才能为伤口愈合创造良好的条件。

第四节　4 期压疮

一、4 期压疮的特点

发展到 4 期压疮，会出现全层皮肤和组织缺失，可以看见筋膜、肌肉、肌腱、韧带或骨头，可见腐肉和（或）焦痂，常常会出现伤口边缘向内部卷曲，皮肤与伤口分离呈袋状。不同位置组织损伤的深度存在差异。

如果腐肉或焦痂完全掩盖伤口表面，无法判断组织缺损的深度，则为不可分期压疮。

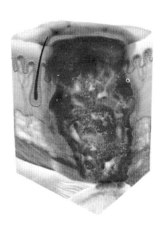

伤口深处被焦痂和腐肉覆盖

4 期压疮示意图

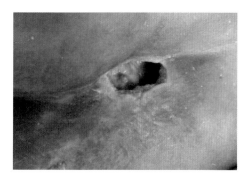

伤口深处被腐肉覆盖

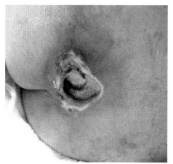

损伤达到肌肉

4 期压疮照片

二、4 期压疮的处理

4 期压疮的处理与 3 期压疮类似，同时要注意保护骨骼、肌腱，避免其坏死，尽可能保护组织的正常解剖结构与功能。

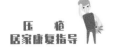

第五节　不可分期压疮

一、不可分期压疮的特点

不可分期压疮，由于伤口深处被腐肉或焦痂掩盖，因而肉眼无法判断组织缺失的具体深度。只有通过专业人员清创去除足够的腐肉或焦痂后，才能判断损伤是 3 期还是 4 期。需要注意的是，四肢缺血部位或足跟的稳定型焦痂（表现为焦痂干燥，紧密黏附在创面上，焦痂完整，没有红斑和波动感），可作为"天然屏障"，不应去除。

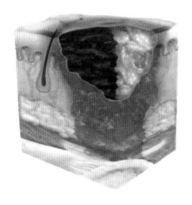
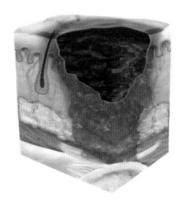

损伤深处被焦痂和腐肉覆盖　　　　　　皮肤呈深红色、栗色或紫色

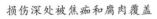
不可分期压疮示意图

二、不可分期压疮的处理

出现不可分期压疮，需要由专业人员评估患者全身情况，确定是否需要去除焦痂、腐肉，并由专业人员通过清创去除。其余处理方法同 3、4 期压疮处理方法。患者及家属需要清楚的是，清创后创面可能会扩大，但这是创面恢复所必须经历的阶段，因为只有去除了坏死组织，健康组织才有空间生长。此外，坏死组织还是细菌的培养基，因此必须要去掉。

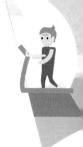

第六节　深部组织损伤压疮

一、深部组织损伤压疮的特点

局部皮肤可以是完整的，也可以是破损的，指压后不变白，皮肤呈深红色、栗色或紫色，或者伤口表面呈黑色（与 1 期压疮的淡红色不同），出现充血水疱（与 2 期压疮的浆液性水疱不同）。同 1 期压疮一样，疼痛和温度变化通常先于颜色改变出现。深色皮肤的患者皮肤颜色表现可能不同。深部组织损伤压疮是由于强烈的和（或）长期的压力和剪切力作用于骨骼和肌肉交界面所导致的。

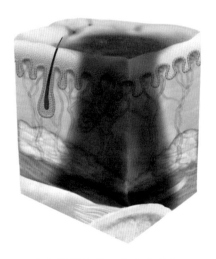

皮肤呈深红色、栗色或紫色

深部组织损伤压疮示意图

深部组织损伤压疮伤口可迅速发展，暴露出组织缺失的实际程度，也可能溶解而不出现组织缺失。如果可见坏死组织、皮下组织、新生肉芽组织、筋膜、肌肉或其他深层结构，说明这是全皮层的压疮（不可分期、3 期或 4 期压疮）。需要强调的是，血管性疾病、创伤性疾病、神经性

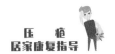
疾病导致的伤口或皮肤病不能等同于压疮。

二、深部组织损伤压疮的处理

此期压疮需要加强观察，综合个体全身情况，判断是否需要进行清创，同时配合进行 3、4 期压疮处理措施。

通过对六大类压疮特点和处理的学习，可以及时辨别压疮的类型，尽早进行干预，避免压疮进一步发展，对患者、家属造成更大的身体、心理、经济负担。出现压疮后，需要立即寻求专业人员的帮助，让压疮得到及时的控制。

（冯尘尘）

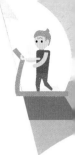

第五章　专家教你如何简单有效地护理压疮伤口

虽然压疮是可以预防的，但是由于患者自身因素以及家属居家护理技术不当等原因，有一些患者仍然会出现压疮。研究表明，居家的长期卧床患者压疮的发生率高达 20％~50％，并且居家的时间越长发生率越高。对于一些复杂的压疮伤口，患者是必须要去医院处理的，然而有一些简单的压疮伤口，家属在家通过正确的护理也可以帮助患者达到伤口愈合的目的。接下来让我们一一为您介绍压疮伤口护理的基本知识。

第一节　压疮伤口护理的好搭档——常用敷料介绍

伤口的护理离不开敷料的应用。随着 1962 年英国动物学家 Winter 提出湿性愈合理念(即湿性环境下伤口愈合速度比干性环境快 1 倍)之后，全世界的敷料有了跨时代的发展，大量的现代敷料被生产并应用于伤口护理。现在医院使用的敷料主要分为传统敷料、新型的封闭性和半封闭性敷料两大类。

一、传统敷料

传统敷料由天然植物纤维或动物毛类物质组成，如纱布、棉垫、羊毛卷、各类油纱布等。这类敷料只是暂时性的覆盖材料，需要在一定时间内更换。医院用得最多的是纱布和棉垫。

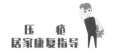

纱布和棉垫由棉花、软麻布和亚麻布加工而成。这种类型的敷料不能直接促进伤口愈合，只能有效吸收伤口的渗出液，保护创面，容易获取并且价格低廉。但是，纱布和棉垫由于吸水性过强会导致伤口脱水，而且在换药时会粘在伤口上，强行揭除会对伤口造成二次损伤，给患者带来痛苦。另外，纱布和棉垫本身没有黏性，需要在外面加用其他敷料或者胶布才能固定。

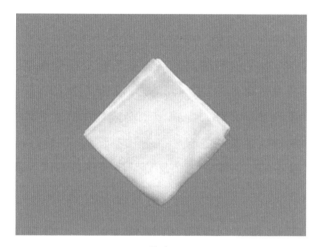

纱布

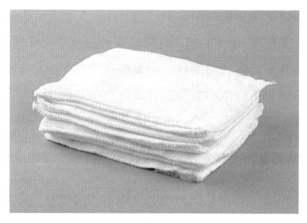

棉垫

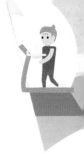

二、新型的封闭性和半封闭性敷料

随着湿性愈合理念研究的深入，多数专家均表示一定的温湿度不仅能够促进伤口快速愈合，还可以保护创面、减轻换药的疼痛感。湿性愈合是利用封闭性或半封闭性敷料保持伤口的湿度，促进坏死组织的溶解，加快细胞生长速度，加速伤口愈合，达到不结痂就愈合的目的。接下来为大家介绍几种最常用的新型封闭性和半封闭性敷料（按吸收渗出液由少至多排序）。

1. 透明敷料

透明敷料是新型半封闭性敷料，主要由聚乙烯、聚丙烯和聚氨酯等组成。透明敷料是一种完全透明的敷料，它的外观与普通塑料贴膜很相似，但是它具有非常好的柔韧度、透气性和防水性，常常用于固定其他敷料，并且便于观察皮肤情况。这种敷料不具有吸收渗出液的功能。

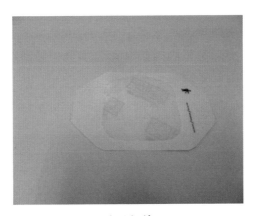

透明敷料

2. 水凝胶敷料

水凝胶敷料是新型半封闭性敷料，主要由水及非粘连性的多分子聚合物所制成，有糊状和片状，含水量高，几乎没有吸收渗出液的作用。这种敷料主要用于过于干燥的压疮伤口，起到水化溶痂的功能。但是它不能单独使用，需要与其他敷料联合使用才能起效。

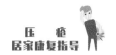

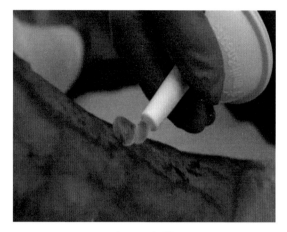

水凝胶敷料

3. 水胶体敷料

水胶体敷料是新型封闭性敷料，由明胶、果胶和羧甲基纤维素钠混合形成。它比透明敷料要厚很多，一般为淡黄色。它本身具有很好的黏性，能够直接贴在表浅的伤口上，吸收少量的伤口渗出液。由于这种敷料的密闭性非常好，当撕除敷料的时候常常会闻到一股淡淡的臭味并且伴有淡黄色液体流出。很多家属遇到这种情况都会非常紧张，认为这是伤口感染了，其实当我们将伤口清洗干净后这种臭味便会消失。此外，仔细

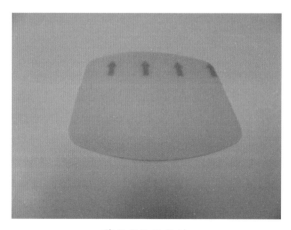

薄型水胶体敷料

观察如果淡黄色液体是比较稀薄的，则可以排除伤口感染的风险。水胶体敷料分为薄型水胶体敷料和厚型水胶体敷料，厚型水胶体敷料较薄型水胶体敷料吸收渗液的能力强。需要注意的是，水胶体敷料不能用于有细菌感染和过于潮湿的伤口。

临床上有一种含有水胶体颗粒的油纱（优拓），虽然它不能吸收渗液，但是也被用于有水疱压疮的处理。

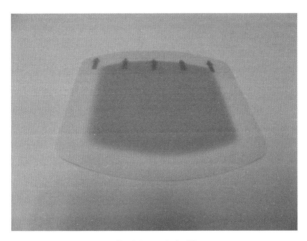

厚型水胶体敷料

4.泡沫敷料

泡沫敷料是新型半封闭性敷料，目前使用最多的是聚氨酯泡沫和聚乙烯醇泡沫。泡沫敷料分为有黏性泡沫敷料和无黏性泡沫敷料两大类。它能够直接用在表浅的伤口上。与水胶体敷料相比，泡沫敷料的吸水性更强一些，能够吸收中到大量的渗液。对于压疮伤口的处理而言，泡沫敷料除了能有效促进伤口愈合外，还能够起到很好的减压作用。它还被用于高危部位压疮的预防。泡沫敷料也分为薄型泡沫敷料和厚型泡沫敷料。

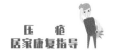

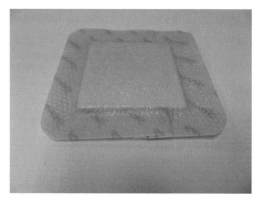

薄型泡沫敷料

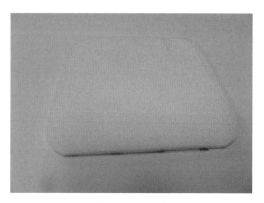

厚型泡沫敷料

5. 藻酸盐或藻酸钙敷料

藻酸盐或藻酸钙敷料是新型半封闭性敷料，它们是从天然海藻植物中提取出来的天然纤维敷料，能够吸收大量的渗液。两者的主要区别在于藻酸盐含 Na^+ 较多，而藻酸钙含 Ca^{2+} 多，其余功效基本相同。当它们吸收渗液后会形成柔软的凝胶，起到保护伤口不被二次损伤的目的。藻酸盐和藻酸钙有着一个特殊的功效——止血，相比较而言，藻酸钙的止血功能更好一些。这两种敷料既可以用于平面的伤口，又可以用于有深度的伤口。但是它们不能单独使用，用它们填塞伤口后，外层必须加用其他敷料，如纱布、棉垫、水胶体敷料、泡沫敷料等。过于干燥的伤

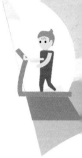

口不能使用，否则会引起伤口脱水。

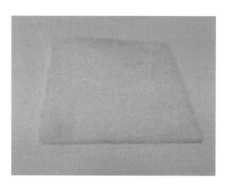

藻酸钙敷料

6.亲水性纤维

　　亲水性纤维是新型半封闭性敷料，由羧甲基纤维素钠纤维制成，能够垂直吸收大量的渗液，吸收渗液后也会变为凝胶，因此其吸收的渗液不会扩散到敷料以外的部位，从而避免皮肤泡白。但是它不具备止血的作用。

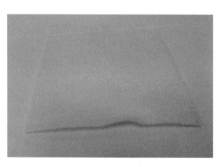

亲水性纤维

三、其他敷料

1.银离子敷料

　　银离子敷料是含有银离子的敷料的总称。银离子敷料是一种广谱抗菌敷料，能够在30分钟内快速杀死细菌，并且能够长时间缓慢释放银

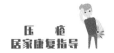
离子，是应用于感染伤口的一类重要敷料。按照基础敷料的不同可将其分为泡沫银离子敷料、藻酸盐或藻酸钙银离子敷料、水凝胶银离子敷料等。

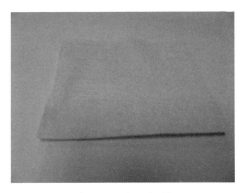

藻酸盐银离子敷料

2. 液体敷料

液体敷料（又名赛肤润）主要由人体不能合成的必需脂肪酸组成，它能够改善皮肤局部微循环，具有增加皮肤营养和保湿等功效，在压疮的预防和治疗中有着重要的作用。

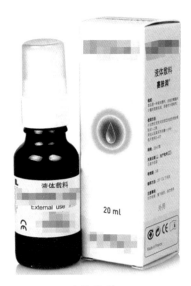

液体敷料

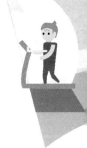

第二节　六大类压疮伤口护理的绝招

压疮总共分为六大类型，不同类型的压疮表现各不相同，因此护理的方法也不尽相同。虽然压疮各个分期的定义非常明确，然而部分经过培训的护士也存在分期判断错误的情况，导致处理方案不恰当，影响压疮的愈合。因此，当患者发生压疮后，家属应陪同患者或携带患者的压疮照片尽快到医院进行评估，制订护理方案。

一、压疮伤口换药的基本步骤

1. 评估压疮伤口的敷料情况

观察压疮伤口的外层敷料是否已经吸收满渗液，决定是否更换敷料。

2. 准备换药用物

一次性无菌换药包 1 个（内含棉球、纱布、镊子）或无菌棉签 1 包、0.9% 生理盐水、一次性手套、合适的敷料、胶布、口罩。

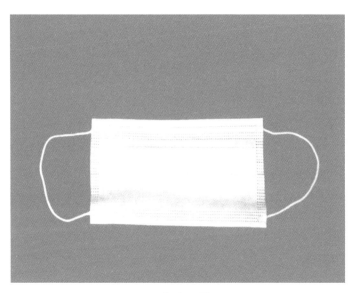

一次性口罩

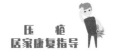

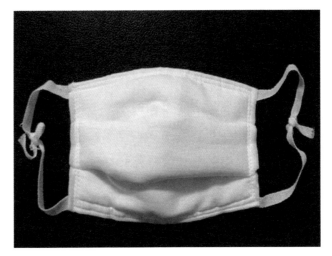

可清洗的纱布口罩

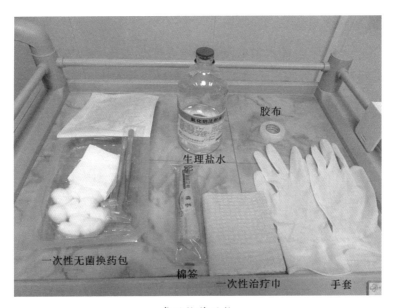

常用换药用物

3. 操作步骤

（1）戴口罩、戴手套。

（2）将生理盐水倒在棉球上，浸湿棉球。

（3）撕除敷料：充分暴露伤口，撕除外层敷料（边压住皮肤边撕除），内层敷料要用无菌镊子或棉签揭开。如果内层敷料过于干燥，可以用生理盐水浸湿后再揭开。

（4）评估伤口：评估伤口有无缩小、深度有无变浅、伤口周围皮肤是否继续受压，以确定现阶段选择的敷料以及翻身频率是否合适。

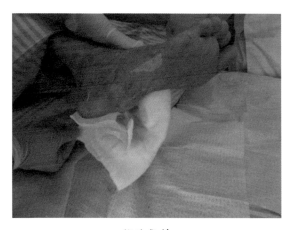

撕除敷料

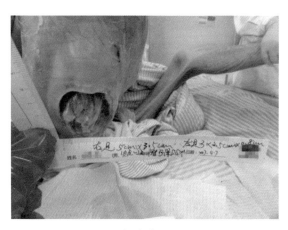

评估伤口

（5）清洗伤口：伤口无细菌感染时，用湿棉球或湿棉签先清洗伤口再清洗周围皮肤，然后用干纱布或干棉签先擦干伤口再擦干周围皮肤。

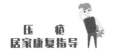

伤口有细菌感染时清洗及擦干顺序为先周围皮肤再伤口。一个棉球只能清洗一个地方，一块纱布也只能擦干一个地方，伤口及伤口周围皮肤应该被看作两个不同的地方进行处理。

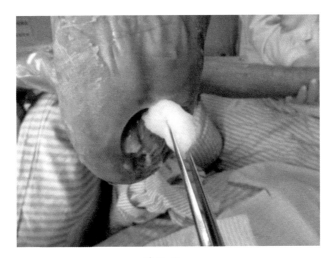

清洗伤口

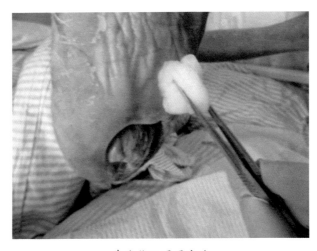

清洗伤口周围皮肤

（6）使用敷料：根据造口治疗师或伤口治疗师制订的方案使用敷料并用胶布固定好。

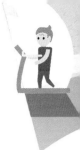

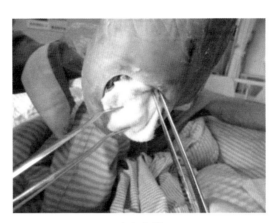

填塞敷料

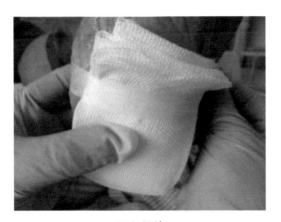

固定敷料

（7）收拾用物。

二、六大类压疮伤口的护理方法

　　大部分 1 期、2 期和深部组织损伤压疮经过专家充分评估后可以由家属在家中自行护理，而 3 期、4 期及不可分期压疮必须经过专家处理一段时间并充分评估安全性后才能转由家属居家护理。居家护理的压疮应该每 1~2 周返回伤口造口门诊进行复诊，以确保患者获得最佳的治疗。减压是各期压疮最主要的护理

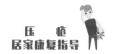
方法，其次为伤口的局部护理。接下来我们将一一为大家支招。

（一）1 期压疮

1 期压疮部位可以使用液体敷料治疗。在发红的皮肤区域喷涂 1~2 滴液体敷料，用手指轻轻环形涂抹均匀，每天喷涂 3~4 次。应该特别注意的是，1 期压疮不能按摩，否则会加重压疮。最关键的一点是，应加强翻身，通过合适的翻身，1 期压疮是可以恢复正常的。

在经济条件允许的情况下，可以将泡沫敷料粘贴在局部以减压，但是需要每 4~6 个小时打开敷料 1 次，以观察局部皮肤情况。

（二）2 期压疮

1. 水疱

（1）直径小于 2cm 的水疱通常在局部受压解除后可以自行吸收，可以在局部粘贴透明敷料保护皮肤，每 3~7 天更换 1 次，做到不要挤压和磨损局部水疱即可。

（2）直径大于 2cm 的水疱需要由专业人员消毒后抽吸出里面的液体，表面可以粘贴透明敷料、泡沫敷料或水胶体油纱（优拓）+ 纱布，每 3~7 天更换 1 次。

如果水疱破溃，暴露出红色创面，则按照浅层溃疡处理。

2. 浅层溃疡

根据伤口渗液的多少选择合适的敷料：渗液较少时，可以用薄的水胶体敷料或泡沫敷料，每 2~3 天更换 1 次；渗液中等量时，可以选择厚的水胶体敷料或泡沫敷料，每 3~5 天更换 1 次。

（三）3 期、4 期压疮

1. 清创坏死组织

根据患者伤口上覆盖的坏死组织的多少及软硬程度，可以选择用超声清创机清创、保守锐性清创（用无菌剪刀和刀片）以及自溶性清创（用敷料）等方法。目的是将患者伤口上黄色及黑色的坏死组织清除干净，为正常红色肉芽组织的生长腾出空间。

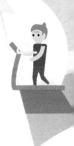

2.控制感染

通常合并感染的压疮伤口会呈现出红、肿、热、痛、臭、渗液非常多等 1 个或多个特征，患者就诊后医生会先在伤口上取一些分泌物做细菌培养和药敏试验，确定是否存在伤口感染。存在细菌感染的伤口局部可以使用银离子抗菌敷料，并根据病情特点和药敏试验结果选择合适的抗菌素进行治疗。

3.伤口渗液的处理

根据伤口大部分组织的颜色、有无凹陷以及渗出液等情况选择合适的敷料或负压吸引治疗。一般而言黄色腐肉越多、伤口越大、伤口凹陷越深，渗液越多。随着伤口被红色肉芽组织填满、部分伤口长出新皮，渗出液逐渐减少。

（1）黑色焦痂覆盖的干燥伤口：可以选择水凝胶敷料＋水胶体敷料，每 2~3 天更换 1 次；或水凝胶敷料＋盐水纱布＋透明敷料，每天更换 1 次。

（2）黄色腐肉的平面伤口：渗液量少的选择水胶体敷料，每 3~5 天更换 1 次；渗液量中至大量的选择亲水性纤维或藻酸盐或藻酸钙敷料＋泡沫敷料或纱布，每 1~2 天更换 1 次。

（3）黄色腐肉的凹陷性伤口：渗液量少的选择藻酸盐或藻酸钙敷料＋水胶体敷料，每 2~3 天更换 1 次；渗液量中至大量的选择亲水性纤维或藻酸盐或藻酸钙敷料＋泡沫敷料或纱布，每 1~2 天更换 1 次。

（4）红色肉芽的凹陷性伤口：渗液量少的选择水凝胶敷料＋水胶体敷料或泡沫敷料，每 3~5 天更换 1 次；渗液量中至大量的选择亲水性纤维或藻酸盐或藻酸钙敷料＋泡沫敷料或纱布。

（5）红色肉芽的平面伤口：选择水胶体敷料或薄的泡沫敷料。

（四）深部组织损伤压疮

局部皮肤完整时可喷涂液体敷料。如果出现血疱，按照 2 期压疮水

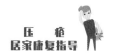
疮的处理原则处理。局部皮肤破溃可粘贴泡沫敷料减压。

（五）不可分期压疮

伤口覆盖大量焦痂或坏死组织时，应先清除伤口内焦痂和坏死组织，其余护理同 3、4 期压疮。

（黄　蕾）

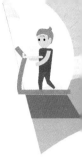

第六章　压疮的社区与居家护理

第一节　压疮的社区护理

随着人口老龄化，高龄患者压疮发生率增多，其压疮的特点是病程迁延、易反复。此类患者若住院治疗，常会占用三级医院床位资源，造成医疗资源紧张。那么如果不住院，这些压疮患者又可以去哪里治疗呢？《中国护理事业发展规划纲要（2011—2015年）》明确指出，医疗机构要充分发挥专业技术和人才优势，将护理服务延伸到家庭和社区，更加注重患者的延续性护理和康复，拓展社区护理服务领域。让患者在熟悉的社会心理环境中提高自我管理能力，同时提高照护者的护理能力，减轻因压疮住院治疗所造成的经济负担，缩短住院天数，提高医疗护理服务的连续性。

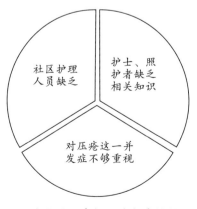

国内社区压疮护理的主要问题

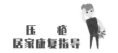
目前，国内社区压疮护理存在一些问题，这些问题的存在，使得社区长期卧床患者更易发生压疮，因此，实施有效的管理及护理措施对预防和治疗压疮尤为重要。

一、压疮的高发因素

目前我国压疮的高发因素分为两大类，这些高发因素的存在，在一定程度上造成患者在家中发生压疮的比例增高。

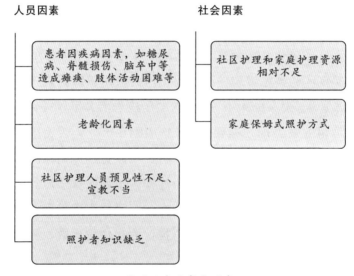

社区压疮的高发因素

二、社区对压疮的评估与筛查

（1）对压疮高危患者进行评估与筛查。首次评估包括对压疮患者进行一般信息登记、全身评估、伤口局部评估及照护者压疮护理知识和技能评估。一般信息包括年龄、疾病诊断，特别是与伤口愈合有关的慢性病；全身评估包括压疮高危因素评估；伤口局部评估包括压疮伤口的大小、数量、部位、深度、颜色、分期等；照护者压疮护理知识和技能评估主要评估其文化程度以及对压疮的认知、预防措施、护理技能等的了解和掌握情

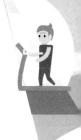

况。另外，还需评估患者的肢体功能和日常生活活动能力水平。

Braden 压疮评分量表

分 项	评 分			
	1分	2分	3分	4分
感知	完全受限	非常受限	轻度受限	没有改变
机体对压力所引起的不适感的反应能力	对疼痛刺激没有反应（没有呻吟、退缩或紧握）或者绝大部分机体对疼痛感觉受限	只对疼痛刺激有反应，能通过呻吟或烦躁的方式表达机体不适。或者机体一半以上的部位对疼痛不适感觉障碍	患者对讲话有反应，但不是所有时间都能用语言表达不适感。或者机体的一到两个肢体对疼痛不适感觉障碍	患者对讲话有反应，机体没有疼痛或不适的感觉
潮湿	持久潮湿	非常潮湿	偶尔潮湿	很少潮湿
皮肤处于潮湿状态的程度	由于出汗、失禁等原因皮肤一直处于潮湿状态，每当移动患者或给患者翻身时都可发现患者的皮肤是湿的	皮肤经常但不总处于潮湿状态，床单每天至少换一次	每天大概需要额外换一次床单	皮肤通常是干的，只需按常规换床单即可
活动能力	卧床不起	局限于轮椅	偶尔步行	经常步行
躯体活动能力	限制在床上	行动能力严重受限或没有行动能力	白天在别人帮助或无须帮助的情况下偶尔可以走一段路，每天大部分时间在床上或椅子上度过	每天至少2次室外行走，白天醒着的时候至少2小时行走一次

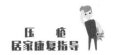

续表

分　项	评　分			
	1分	2分	3分	4分
移动能力	完全受限	严重受限	轻度受限	不受限
改变/控制躯体位置的能力	没有帮助的情况下不能完成轻微的躯体或四肢位置变动	偶尔能轻微移动躯体或四肢但不能独立完成经常的或显著的躯体位置变动	能独立改变躯体或四肢位置，但变动幅度不大	能独立完成经常性的大幅度体位改变
营养	非常差	可能不足	充足	丰富
平常的食物摄入模式	从未吃完完整的一餐，罕见每餐所吃食物大于1/3所供食物	罕见吃完一餐，一般仅吃完所供食物的1/2	大多数时间所吃食物大于1/2所供食物	每餐均能吃完或基本吃完，从不少吃一餐
摩擦力和剪切力	存在问题	有潜在问题	无明显问题	
	移动时需要大量帮助，不可能做到完全抬空而不碰到床单。在床上或椅子上时常滑落，需要大力帮助才能重新摆放体位	躯体移动乏力或者需要一些帮助。在移动过程中，皮肤在一定程度上会碰到床单。在床上或椅子上可保持相对好的位置，偶尔会滑落下来	能独立在床上和椅子上移动，并具有足够的肌肉力量使移动时完全抬空躯体。在床上和椅子上总能保持良好的位置	

压疮分值小于9分属于极高危人群，分值9~12分属于高危人群，分值13~14分属于中度危险人群，分值15~16分属于轻度危险人群

（2）对居家环境进行评估。通过环境评估，及时发现和去除环境

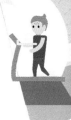

中的不利因素，创造有利因素，促进患者身体恢复并提高患者的生活质量。环境评估的主要方法是询问和进行现场调查。

（3）建立高危患者档案，记录相关危险因素，进行统一管理。对已经发生压疮的患者进行护理，对未发生压疮的高危患者，应针对危险因素进行预防和干预。

三、社区对压疮的护理流程

压疮的预防与护理一直是临床护理的难题，受到越来越多的关注。压疮的护理涉及两方面的内容：预防压疮和伤口护理。预防压疮发生被一致认为是最经济的压疮护理手段。对于已经发生压疮的居家患者，护理的重点则为预防新的压疮发生和选择最佳的伤口护理方法。预防压疮首先要正确评估患者，明确哪些人存在危险以及危险的程度并使之量化，制订切实可行的预防措施并指导实施。各级医院陆续建立了皮肤护理管理小组，有效地管理了在院压疮高危人群，降低了院内压疮的发生率。然而，压疮高危患者出院回家后，社区护理人员没有及时介入家庭护理，加之照护者缺乏相关护理知识，导致压疮高危人群的压疮发生率处于很高水平。那么，此类压疮患者应该如何护理呢？目前国内还没有统一的模式，但一些三甲医院已经开始与社区医院合作，共同对此类压疮进行管理。

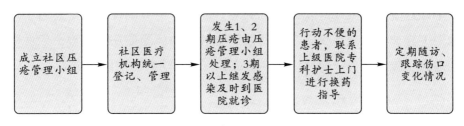

社区压疮管理的处理流程

四、医院与社区互动模式的建立

延续护理模式是随着社会发展和医疗模式的转变而出现的一种新的

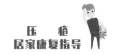

护理服务，是一系列具有全面性、合作性、协调性和延续性的护理活动。通过相互协作，将医院护理延伸到社区护理，是介于机构康复和社区康复之间的一种服务形式，主要以康复机构为基地，组织有一定水平的康复专业人员上门为患者提供康复服务，保证患者处于一个相对可监管的状态，及时发现问题并予以纠正，帮助患者完善自我管理，以形成一个良好的心理、生活、社交状态，提高出院患者的生活质量。

（1）由综合性医院联合社区共同搭建平台，建立延续护理中心，构建电子信息网，联动医院、延续护理中心和社区，将高质量的医护服务延伸到家庭。结合患者意愿为患者提供合适的服务方式如门诊、社区、上门家访等。

（2）对有需要的患者进行筛查和评估，告知其可选择延续护理服务的方式，根据患者需求提供服务，如门诊或上门家访。需要家访的患者，中心会通过信息平台转介给本院的各专业小组和所属社区医疗机构，确定服务的项目、时间、频次及需要，并派有相关资质的人员进行家访，如进行居家环境指导、压疮的预防和护理、伤口造口护理等。需要前往专科门诊的患者，中心会提供专科门诊出诊时间以及预约挂号的方式。

（3）延续护理平台可以实现医院与社区资源的共享，患者信息在上下级医院互通共享。实行双向转诊，促进了上级医院康复期患者护理的向下延伸，有效保证了下级医院不能解决的问题能及时得到上级医院的会诊、转诊服务，使各级医院形成共同体，均衡分配医疗资源。

第二节　照护者居家护理的健康教育

患者家属及照护者与患者接触最多，对患者的影响最大。部分家属及照护者急于让患者身体康复，而忽略了并发症的预防；部分家属及照护者会因为长期照顾患者而产生厌烦情绪；还有部分家属及照护者会因患者的病情而产生悲观、消极情绪。然而，家属及照护者的一言一行与患者密切相关，将直接或间接影响患者病程的长短、康复的进程及生活质量，因此对照护者的健康教育尤为重要。

一、评估

评估照护者的年龄、学历、学习能力、操作能力、遵医行为、对压疮的认识、角色功能、沟通能力、提供伤口情况的技巧（拍照、上网、语言描述）等。

二、健康教育的实施

1. 做好与照护者的沟通

社区护士主动接近患者和照护者，耐心解答他们提出的问题，及时了解患者、照护者的心理活动，与他们建立相互信任的关系并共同制订皮肤管理计划，预防新的压疮发生。

2. 给照护者讲解压疮的相关知识

向患者及其照护者讲解压疮的概念、易发因素、易发部位、高危人群和后果，讲解有效预防压疮的方法，翻身的意义和重要性、方法和注意事项，患者卧床体位的摆放，正确使用预防压疮的用具等，提高照护者对压疮的认识与重视度，让照护者了解有关预防压疮的知识并懂得如何维护自身健康，以保证照顾好压疮患者和管理好他们的生活。

3. 选择合适的宣教方式

对于社区患者的照护者，健康教育的目的是帮助他们更好、更有效地照顾患者，满足患者的生理、心理需求。健康教育的内容为疾病的特点、观察方法、配合治疗的正确方法、居家生活护理等。在开展社区健康教育的过程中，对于不同的教育对象，可以选择不同的宣教方式；可采用上门一对一的健康指导，也可选择多媒体、讲座、宣传手册等方式。

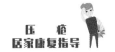

4. 社区压疮居家健康教育的内容

社区护士健康教育的内容应有所侧重,最好是口头教育与操作示范相结合,内容包括教会患者和家属有效减压的方法;如何正确选择减压装置;皮肤护理的要点;如何有效识别并简单处理压疮伤口,压疮就诊的注意事项等。

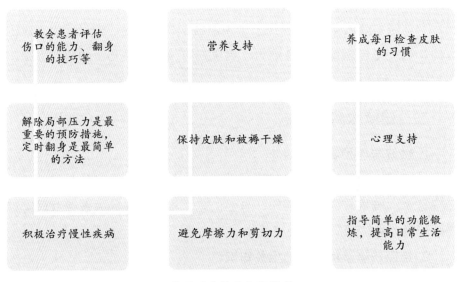

社区压疮居家健康教育

三、定期效果评价

定期对照护者的知识和技能进行评估,包括照护者心理变化和对压疮的认知情况以及对预防措施、护理技能的掌握情况等。社区医疗机构应建立随访登记表及电话咨询专线,每周电话随访 1 次,患者需要时上门服务,以后每月随访 1 次。通过健康教育,照护者增强了主动性,并愿意与医务人员互相交流预防压疮的方法,而照护者这种有意识的配合,可以加速患者康复的进程。

(余 茜 邹 蜜)